Flow Chart for Prescription of Acupuncture Points and Kampo Medicine for Veterinary Medicine

Masanori Niimi, MD, DPhil, FACS,
Akira Inoue, PhD, DVM
Katsuki Azemoto, DVM,
International TCM Doctor

SHINKOH IGAKU SHUPPAN CO. LTD., TOKYO.
Printed & bound in Japan

推薦の言葉

『獣医版フローチャートペット漢方薬』のご好評を受け，待望の獣医師向け「ペットのツボと漢方薬」の本ができました．ツボも漢方薬も西洋医学での対応が難しい場合や，西洋医学と併用することで体への負担を減らすことができます．ペットも人間と同じように長生きし，がんや認知症になる時代がきました．しかしペットは言葉で「苦しい」「ここが痛い」と訴えることができません．診断がむずかしいとき，これ以上の西洋医学的治療ができないとき，少しでも体への負担を減らしたいとき，この本は獣医のみなさんの大きな味方となります．『獣医版フローチャートペット漢方薬』はフローチャート式で，診断がつかない場合も症状ごとに漢方薬の処方ができます．漢方薬は食べ物の延長というのがシリーズの考え方です．この本も症状にあわせて効果的なツボと漢方薬をフローチャート形式で紹介しています．診療に迷われたら，ぜひこの本を開いてみてください．

著者の新見正則先生は人間に対しての漢方薬の専門家です．井上明先生は臨床腫瘍学の専門の獣医として全国の動物病院で診療にあたっています．また畦元香月先生は獣医として鍼灸，リハビリテーション，整体，緩和ケア・介護サポートと幅広く活躍されています．この本は先生方の叡智と経験の結晶です．この本を通して，歴史あるツボと漢方薬による治療が今後もっと獣医の先生の診療に役立つことを望みます．

2022 年 5 月

日本東洋医学会元会長名誉会員　松田邦夫

はじめに

『獣医版フローチャートマッサージ＆漢方薬』が上梓されました．免疫学の実験で苦楽を共にした井上明先生との共著である『獣医版フローチャートペット漢方薬』の続編になります．今回は共著者に畦元香月先生に加わって頂いての発刊になります．畦元香月先生は中国の漢方である中医学への造詣が深く，動物のツボの専門家でもあります．

今回の書籍には獣医師がぜひとも臨床に取り入れたほうがよいツボと漢方薬がフローチャート的に記載されています．西洋医学的治療との併用も，また単独にツボや漢方を使用することもこの本を手にすると自由自在にできるようになります．

臨床を行ううえで，使える治療道具が多いほうが臨機応変に対応可能になり，西洋医学的治療だけでは限界がある場合にはきわめて有用なオプションになります．治療の選択肢の幅が拡がるということは，それだけ多くの疾患や症状に対応可能となり，来院するペットが増え，そして多くのペットに長く主治医として寄りそうことが可能になります．その結果，飼い主の信頼を勝ち取ることになるのです．

そんな臨床の潤滑油になるツボと漢方薬ですが，実はペットに対して明らかなエビデンスがあるものはごく稀です．米国臨床腫瘍学会のガイドラインに記載があるエビデンスレベルは５つに分類されています．最もエビンスレベルが高いものがレベル１で，最もエビデンスレベルが低いものがレベル５です．レベル５は１例報告や体験談，そして動物実験などです．レベル４は２例以上の症例報告，レベル３はランダム化されていない臨床研究です．そしてレベル2はランダム化された臨床試験ですが，症例数が少ないものです．レベル1は症例数が多いランダム化大規模臨床試験となります．症例数が多いとは1,000例規模以上のものです．

つまり1,000例を集めてくじ引きで治療を行うものと，行わないものを分けて，そして前向きに（将来に向かって）観察研究を行う臨床試験がレベル1なのです．人に対する医薬品として認可されるには，基本的にこのレベル1の臨床試験を勝ち抜く必要があります．

ところが，ツボや漢方薬にはこのレベル1に相当する1,000例規模のランダム化された大規模臨床試験はありません．例外は本書にも登場する生薬フアイアで，これは肝細胞がん手術後の約1,000名の患者をランダム化してフアイア内服群と非内服群に分け，無再発生存率をエンドポイントにして明らかな統計的有意差をもって勝ちました．

人の臨床で漢方薬は本邦では公的医療保険の対象となっていますが，実はレベル1の臨床試験を勝ち抜いた漢方薬や生薬はなく，歴史的有用性から例外的に保険適用医薬品として認められています．ツボも同様で，特別なツボをターゲットにして，特定の疾患に対して有用性が確認されたレベル1の臨床試験はまだ登場していません．

そしてペットへの有用性となると，1,000匹以上のペットを対象に，ある特定の病気や症状に対して，ランダム化された大規模臨床試験はありません．ペットでは基本的に人に対する有用性から類推して治療が選ばれ，そして獣医師の臨床経験から，その効果が追認されていることがほとんどです．

つまり，獣医師の臨床経験によるところが多いのです．今回のツボと漢方薬は畦元香月先生と井上明先生の膨大な臨床経験から導き出された臨床の叡智です．そんな英知が実際にペットの臨床に有効かはぜひともみなさまご自身でご確認ください．

ファイアに関する部分は新見正則が記載しています．人の経験からの類推ですが，多くのペットの症状や病気の軽快に役立っています．ペット向けにはファイアの薬効成分であるTPG-1をしっかりと含んでいるアニミューン®として登場します．

この書籍が多くの獣医師の先生方の臨床に役立つことを願っています．

新見正則

本書の使い方

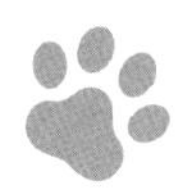

動物には人と同じようにツボがあります．私たちは調子が悪い時，自然と痛い部分に手を添え，さすったりしますが，それは，無意識にツボを刺激しているのです．動物も体調が悪い時，マッサージをしてもらうと体が楽になります．

本書はツボや漢方薬にあまり詳しくないビギナーの獣医師に向けて，なるべく簡単にわかりやすく書きました．病名や症状ごとに，効果があるツボと，あわせて飲むと良い漢方薬が一目でわかるようにまとめました．もちろんツボも漢方薬も使えば必ず良くなるというものではありません．必ず原因疾患が何かを精査し，調査データや症状，状態にあわせて，西洋薬も併用して必要な治療を施しましょう．

何事も教科書的にはうまくいかないからこそ，私はいつも試行錯誤しながら診療しています．本書は私と井上先生の試行錯誤の上の経験をもとにしていますが，本書を参考にして自分なりの診療スタイルを考えてもらえたら嬉しいです．漢方薬についてもっと知りたい方は，あわせて『獣医版フローチャートペット漢方薬』を読むことをおすすめします．

特に腫瘍（がん）に苦しむペットに何かしてあげたいと思うのは当然です．しかし，腫瘍に直接鍼灸をしたり，押したりすることは絶対に禁忌です．

（畦元香月）

目　次

ペットのツボ＆漢方薬の基本

フローチャートでさがすツボ＆漢方薬

目の疾患

耳の疾患

循環器疾患

呼吸器疾患

鼻の疾患

消化器疾患

泌尿器疾患

腎疾患

内分泌疾患

運動器疾患

皮膚疾患

脳血管疾患

精神・神経疾患

腫瘍（がん）

QOL の改善

付録

コラム

※本書に記載しているエキス製剤の番号は保健適用漢方エキス剤の約85%のシェアを占める株式会社ツムラの製品番号に準じます．番号や用法・容量は販売会社により異なることがありますので，必ずご確認ください．

※本書において★のついた文献は動物ではなく人に対しての論文です．「はじめに」の記載どおり，動物では治療効果に対する大規模臨床試験がなく，人に対する有用性から類推し，獣医師の経験から効果が追認されることが多いため，本書内でも動物にとっても有用と考えられる人に対しての治療などの論文を紹介しています．

ペットのツボ＆漢方薬の基本

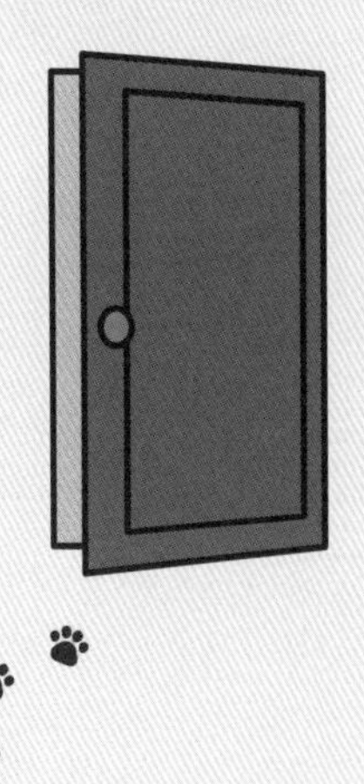

なぜ東洋医学が大切なのか

漢方薬を使う目的

現代社会では西洋医学が第一優先にされることが多く，漢方薬や鍼灸治療は西洋的治療に行き詰った時や治療中の病気がなかなか治らず苦しんでいる場合に選択肢として利用されることが多い印象を受けます．しかし，術前から「補中益気湯㊶」を服用していると術後の回復が早まり，「五苓散⑰」を服用すると胸水や腹水の貯留を予防できるなど西洋医学と併用することも体への負担軽減につながります．

東洋医学は西洋医学のようにピンポイントで症状が出ている部分にアタックするわけではなく，気・血・水といった血液循環や体を動かすためのエネルギーの流れを改善していきながら症状を緩和していきます．そのため体全体のバランスを整えていくこともできます．

ツボは体のスイッチである

動物にも人間と同じくツボが存在します．生命のバランスを整えるツボルート（経絡）は14本存在します．内臓との関与も深く，その機能を調整します．ツボは形がなく，私たち獣医師が解剖学を勉強する時も一度も学ぶことはありませんでした．ですが，存在を否定することはできません．なぜならWHO（世界保健機関）でも一定の症状に対して鍼灸の適応リストが発表されているからです．NIH（アメリカ国立衛生研究所）の合意形成声明も発表され，世界的に注目されてきています（矢野忠：日温気物医誌 71（4）：250-252，2008/全日本鍼灸学会雑誌 48（2）：186-193，1998★/西條一止：全

日本鍼灸学会雑誌 48（4）: 363-366，1988★）.

ツボは体に反応を起こさせるスイッチです．例えば，精神的なストレスを感じて胃が痛む時，無意識に胃のあたりに手を添えたり，さすったりすることはありませんか？　ちょうど手を当てている場所に「中脘」という胃痛やストレスを緩和するツボが存在します．手や足を傷めた時に痛い場所を押さえ，歩き疲れた時に足をさすると足が楽になるも無意識にツボを刺激していることが多いのです．また，不調のある場所から遠い位置に存在するツボを刺激することで症状が緩和することもあります．例えば，胃の位置から離れた「足三里」や「内関」という手足にあるツボが胃腸の機能を改善します（高橋　徳：全日本鍼灸学会誌 53（4）: 484-497，2003★）.

ツボは経絡と呼ばれる道に沿って存在し，経穴と呼ばれます．道から外れた場所には阿是穴（奇穴）と呼ばれるツボもあります．経穴は体の内部組織にあるツボで，阿是穴（寄穴）は押すと痛みがあるため圧痛点とも言われ，慢性腰痛や関節の炎症，運動機能の改善に利用されることが多いツボです（勝見泰和：リハビリテーション医学 41（12）: 824-9，2004★/竹森繁晴：日本良導絡自律神経雑誌 22（3-4）: 81，1977★/田村美恵：明治鍼灸医学 20 : 9-17，1997★）.

「経絡の種類」の項でも説明しますが，小動物臨床においても犬猫のツボルートは人と同じく 14 本あると考えられています（日本伝統獣医学会編：小動物臨床鍼灸学，2012）.

線路に喩えられる経絡

経穴は駅，経絡は線路とよく鉄道に喩えられることがあります．「気」と「血」と「水」がこの経絡を利用して全身を巡ります．気は病むと「病気」になります．つまり，「気」は体の生命維持のエネルギーであり，体を温める働きや内臓，皮膚，筋肉に働きかけます．「血」は「気」のエネルギーを利用して全身に栄養を送り届けます．「頭に血がのぼる」という言葉があるように，「血」は感情や思考にも関与します．「水」は津液（しんえき）とも呼ばれ，体に必要な水分や唾液，胃液などの体液などを指し，体を潤す役割があります．この「気・血・水」が経絡（けいらく）で渋滞するとなんらかの症状が出現します．

「気」が集まるポジション（ツボ）を指圧や鍼灸治療することで「気・血・水」の流れを改善し，ペットの健康を維持して未病を防ぎ，不調な部分の改善を図ります．ツボの指圧はキッチンスケールで力の強さを親指ではかって確認してみてください．

猫の場合 150〜300 g 前後，小型犬では 200〜500 g，中型犬では 350〜800 g，大型犬では 750 g〜2 kg，超大型犬では 1 kg〜3 kg を目安に行います．但し，あくまでも私の経験上の目安ですのでペットの状態をみながら加減しましょう．シニアのペットの場合は筋肉量が少ないため優しい力で，アスリート犬やブルドッグなど筋肉がしっかりついた犬の場合は気持ち強めにペットの表情を確認しながら行います．また頭から尻尾まで同じ力で行うのではなく，筋肉が少なく骨が細いところは優しく，骨格が太く筋肉もしっかりしているところは少し強くするなど加減して行います．この時，炎症，骨折，外傷がある場合は痛がったり，さらに悪化させることがありますので注意してください．また腫瘍の疑いがある場所の指圧は確実に避けます(禁)．

ツボをとる時の心得

ツボをとるにあたり，骨格や筋肉などの解剖学的知識が頭に入っているのはもちろんですが，一番大切なことは年齢，体型（ボディコンデション），現在の状態をよく観察することです．犬は7歳以上になるとシニア世代（大型犬は5歳以上）といわれる年齢に入りますが，この時期から健康状態に変化が起こりやすくなります．舌診や脈診で体全体の状態を把握するだけでなく，皮下の筋肉の弾力や脂肪の厚み，皮膚・毛づやを触診・視診で確認するとともに，飼い主から活動性，鳴き声，食欲，飲水量，排尿排便の回数などを聞き取ることはツボをとるために必須の確認事項となります．

全体的な状態を把握した上で，ツボの場所を確認し，お互いがリラックスした状態で鍼灸やマッサージ行います．ツボは筋肉や筋の凹んだ部分にあります．鍼を刺した時に「響き」を感じるような感触を得る場合があり，これは気を全身に巡らせる手法で，互いに呼吸を合わせて行うことでうまくいくため経験が必要です．「響き」は鍼が硬くなった筋肉を刺激して起こるもので，筋肉が柔らかくなると起こらなくなります．筋肉が硬いと体の動きだけでなく血液の巡りも悪くなるため，柔軟性のある筋肉が理想的です（小宮山典寛：日本伝統獣医学会雑誌 56（2）：44，2015）．

（香月）

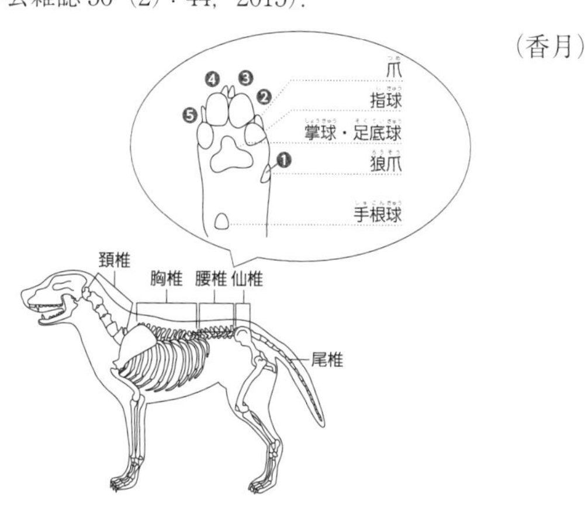

効果的なツボのマッサージ・鍼灸治療

リラックスした環境で行う

慢性疾患の治療や薬の副作用などでペットの体が弱るリスクを予防し，体の不調を軽減するためにマッサージを求められることが増えてきました．マッサージにより副交感神経が優位になると睡眠の質が上がり，疲労回復，記憶力・免疫力アップ，精神状態も安定し，QOL が向上します．

体への負担も少なく，飼い主とのコミュニケーションも高めることのできるマッサージは自宅やペットがリラックスできる場所，体勢で行うことをおすすめします．診察台の上で緊張した猫にマッサージをしても，人懐っこい子であれば心を許してくれこともありますが，緊張により筋肉や皮膚が硬くなったまま行うことになるため，強く揉みすぎてしまって逆に筋肉を傷め，精神的なストレスになることもあります．特に緊張しやすいペットは，無理やり拘束されたり，体を触られることを不快に感じてしまいます．

また，リラックスすることはとても大切です．ペットだけでなく，マッサージをする施術者側も深呼吸などをして呼吸を整えてから行ってください．ペットの表情を確認しながら行うと，触られてうれしい場所がよくわかるようになります．触られることやマッサージに心を許してくれたペットはここも触ってほしいといわんばかりの顔でお腹や頭を突き出してきます．以前，鍼灸やマッサージを受けている猫の血圧変化を個人的に調べたことがあります．鍼灸治療では診察台の上で緊張していたにもかかわらず，緊張でかなり上昇していた猫の血圧が正常値近くまで下がりました．しかし，マッサージの場合は正常値近くまで血圧が下がるのに時間がかかりました．そこで，診察台ではなく少し暗めの静かな部屋に移り，バスタオルの上で行うようにし，猫とマッサージをする側も床に座って行ったところ，筋肉がほぐれ，最後には猫が伸びをするシーンまで見ることができました．血圧も診察台の上で測った時より明らかに正常値近くの値を示していました．

マッサージ・鍼灸の禁忌

マッサージの前に体の状態を把握することも大切です．腫瘍（がん），骨折，外傷，皮膚炎やその疑いがある場所は悪化させる可能性があるため安易に触らないようにします．妊娠中，発熱や感染症を発症している場合も避けます㊡．

自宅で行う場合は安心できる場所，安心できる布やクッションの上などに寝かせて，その近くに寄り添うように施術者も座ります．いきなりマッサージを始めるのではなく，頭や背中など落ち着くところから触り，呼吸が安定してリラックスし始めてから行うことが大切です．

鍼灸治療の時も，落ち着かない状態ではすぐに行わず，リラックスできる空間を提供してから開始しています．飼い主の声が聞こえる，安心できる匂いや声をそばで感じられるほうが落ち着く場合は飼い主にも同席してもらいます．逆に飼い主がいると落ち着かない場合はお預かりして少して暗めの部屋や周りに気になるものがない空間でリラックスできる音楽などを流して環境を変えることも効果的です．

マッサージを行う前の注意点

なんらかの病気がある場合，症状にあわせてマッサージを行います．ただし，がんなどの腫瘍がある場合，腫瘍自体をマッサージするとがんを大きくしてしまう可能性があるため，どの位置が適正か判断が必要にはなります．そのため必ず獣医師の判断の上でマッサージを行うようにしてください．

マッサージを行う時，施術者は爪を短くし，手は常に清潔にしておきましょう．深呼吸をして呼吸を整え，お互いリラックスした状態で行い，ペットが落ち着く体勢や場所で行うことで，副交感神経が刺激され，より有意義にマッサージを行うことができます．日ごろからペットの体を触り，触られると喜ぶ場所，逆に嫌いな場所を把握しておくと質の高いマッサージができます．しかし，触ると逃げたり，噛みつこうとする部分は痛みがある可能性があるため無理にマッサージをすることは避けましょう．

また，よくダイエットのツボはありますかと相談を受けますが，押せばすぐ痩せるツボはありません．食事をしっかり見直し，可能な範囲で運動療法を実地してもらった上で，ダイエットをサポートするツボを紹介しています．食事を極端に減らすと筋肉が減少します．筋肉がやせてしまうと代謝が下がり，免疫も下がるので体にはよくありません．バランスのとれた食事を摂り，おやつは減らし，筋肉量を維持・増量する体づくりを目標にしましょう．特に猫は，犬と比べて肥満になりやすく，体重増加に伴う変形性膝関節炎や腰痛を起こすリスクが高いので注意が必要です（上野弘道：比較統合医療学会誌 27（1）：5-12，2020/新井敏郎：比較統合医療学会誌 26（2）：56，2019）．

マッサージは優しく行う

具体的なマッサージ方法として，毛並みに沿って背中を中心に行い，ペットがリラックスしていれば，頭から腰にかけてゆっくりとなでて，揺らしながらさする方法があります．足の付け根から足先も行うと，より血液循環がよくなります．このとき強い力で押しすぎないように注意してください．1分間で10回程度，ゆっくり手の平でさするのがおすすめです．

指圧をかける方法もあります．指圧を指先で行う場合は2～3本の指（人差し指～薬指）の指先をそろえて小さな円を描くようにし，皮膚を優しく動かすようにさすっていきます．その際，背骨に沿ってゆっくり優しく押します．押す力は皮膚を軽く押す程度です．凝りかたまった部分があっても力いっぱい押さず，嫌がるそぶりがあればすぐに中止してください．この方法の時は片手で指圧を行い，もう片方の手で頭をなで，お腹や背中に手を添えて体を支えてください．1分間に5回程度をゆっくり行ってください．親指や指1本で行う方法は手の平よりも力が入りすぎるため，マッサージを熟知していない場合はあまりおすすめしません．

おすすめのツボのマッサージ

本文中に症状別のツボを掲載していますが，特におすすめのツボを紹介します．

①内関（ないかん）：前肢の第1指の付け根から肉球3個分あたりです．自律神経をコントロールし，不眠を緩和します．

②労宮（ろうきゅう）：前肢の大きな肉球の後ろ側にあります．緊張やイライラなどの心の疲労を緩和します．ストレスが過剰にかかっている時は痛みを感じやすいため，嫌がる場合は無理にマッサージしないようにしましょう．

③失眠（しつみん）（奇穴）：後肢のかかとにあります．1回3秒かけて3

回押します．気持ちを落ち着かせて，質の良い睡眠をもたらします．

④頭百会（あたまひゃくえ）：目の中間と左右の耳の交差点にあります．全身の気を補い，血流を改善することで自律神経を調整し，ストレス緩和し，質の良い睡眠を促します．四神聡（ししんそう）（頭百会（あたまひゃくえ）の前後左右4カ所に位置する奇穴です）と一緒に10〜15回ほど優しくなでるようにマッサージしましょう．

⑤外関（がいかん）＋内関（ないかん）：前肢の後ろ側で陽池（ようち）（第4・第5指の骨の間を手首にむかってたどりつくくぼみ）の上あたりと前肢の第1指の付け根から肉球3個分あたりにあります．中指と親指で同時にゆっくり押しながら刺激すると睡眠の質を上げることができます．

（香月）

香月先生のツボ3ヵ条

1. 頭から肢先，尾先まで優しくなでおろす
2. 冷え切った手では行わない
3. ゆっくりと呼吸をあわせてペットの表情を見ながら，お互いリラックスしてマッサージ

温灸と食事について

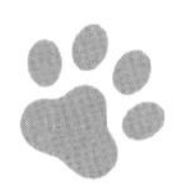

温灸のやり方

温灸は冷えることで痛みがある場合にとても有効です．モグサの棒灸が使いやすくておすすめです．気をつけてほしいのは，口をあけてハアハアしていたり，ぐったりしている時は体調が悪くなる可能性があるため温灸は控えましょう．

シニアや寒い時期に腰痛を起こすペットの場合，腰に棒灸をあてると歩行状態が改善されるケースがみられます．ただし関節炎を起こしたばかりの時や，膀胱炎や包皮炎，膣炎などの炎症を起こしている場合はすでに患部が熱くなっており，炎症がさらにひどくなる可能性があるため注意が必要です．

慢性腎不全では腎機能が低下し，腎臓の血流が悪くなって後肢が冷えます．棒灸で腰のだるさや冷えを改善する「腎兪（じんゆ）」を温めると血流や冷えが改善し，症状も緩和されます（宮崎渚：日本東洋医学雑誌 63：338，2012★）．

自宅で温灸を行う場合，モグサのニオイが残るので換気扇の近くや窓辺で行い，換気をしてください．また朝の散歩前に行うと散歩がとてもスムーズになったという飼い主の声も多く聞きます．私はニオイが気になる方には煙が出ないお灸や電気式の温灸器（コード式が主流）などご家庭にあったもの，使いやすいものを選んでもらっています．

年齢や症状にあわせた食事

食事は季節ごとの旬の食べ物やその土地の食べ物を取り入れると体が強くなるといわれています．暑い時期は体を冷やし，潤す食事を，寒い時期には体を温める食事，胃腸の不調が目立つ梅雨や春先では胃腸を改善する食事を心がけることで体の不調を予防することができます．

しかし，皮膚炎を起こしている場合，体を温める食材を食べるとより炎症が悪化する可能性があります．また最近では夏場でも冷房により体が冷えた状態で生活しているペットも増えました．たとえ夏であっても，体が冷えている時に体を冷やす食べ物を摂ると胃腸をさらに冷やし，下痢や腹痛などを起こします．シニアになると若い時と比べて体を温める能力が低下し，消化する力も衰えるため，消化しやすい食べ物で，体力を落とさないための食事が大切です．

市販の食事を利用する際には「総合栄養食」「一般食」などの記載があるかに注目してください．特にウェットタイプは「一般食」「副食」と記載されていることが多く，こちらはいわばおかずに当たります．食欲があまりない日や特別な日，日頃の食事のトッピングに取り入れるのがおすすめです．メインは栄養バランスがとれた「総合栄養食」と記載のあるフードを選びましょう．

手作り食の場合も初心者は栄養が偏りやすくなるので初めのうちは総合栄養食とミックスして利用することをおすすめしています．不足分をサプリメントなどの栄養補助食品で補うこともできます．漢方薬や鍼灸・マッサージによって未病を防ぎ，体調を安定させることも大切ですが，まずは健康な体をつくるバランスのとれた食事や十分な水（次項でも説明します）が本当に大切です．

犬の食事

犬の食事について，よくある質問を取り上げたいと思います．「うちの子は普通にごはんをあげているのになぜ痩せないの？」とよく尋ねられます．ごはんの量はきっと普通なのでしょう．しかし，回数は少ないのかもしれませんが，おやつの量が多い可能性があります．私は小型犬なら１回につき小指の爪４分の１程度の量をあげてくださいと伝えます．たいてい飼い主はびっくりした顔をします．なぜなら多くの飼い主がジャーキー１本，クッキー２枚など，１度にあげている量が多いためです．遊んでほしい，かまってほしいと寄ってくるペットに対して，おやつで対応する飼い主も非常に多いです．また懐いてほしいからとおやつでコミュニケーションを図るケースも多いと思います．ペットも食べて寝てだけでは体重も増えてしまいますよね．運動をあまりしなくなったペットの楽しみは「食」しかなくなり，さらには何も言わなくても食事が運ばれてしまう環境下では，筋肉は衰え，脂肪だけが残り，これではあまりよろしくないですよね．このような場合，対策としてはお部屋に小さくしたおやつを隠して探すゲームをしたり，コングやノーズワークなどを利用することで食事のコントロールだけでなく，脳と体を使ったダイエットをおすすめしています．

また高齢になると活動量が減少し，水を飲む量も減少します．ドライフードが主食の場合，ウェットフードや手作り食の場合よりも飲水量が少なくなりやすいので水分摂取を促す必要があります．水分摂取が減れば唾液の分泌量が減少して歯石がつきやすくなり口腔環境の悪化につながりかねません．人は子どものうちは揚げ物が大好きですが，大人になると揚げ物ばかりでは胃もたれしてしまいますよね……犬も小犬・成犬・プレシニア期・シニア期で食事内容を変えてあげる必要があります．目安は飲水回数や量，排便排尿の回数，便の硬さなどです．これらをチェックし，もし便が硬いようであれば水分の多めの食事に変えるなど食事内容を見直す必要があります．

香月先生の犬の食事 3 ヵ条

1. おやつはコミュニケーションの 1 つ
2. 水分摂取も心がけよう
3. 食事の内容は年齢（ライフステージ）で変えていく

猫の食事

猫は犬よりも純粋な肉食動物です．健康に過ごしてほしいのであれば，ドライフードよりもウェットフードのほうがおすすめです．理由は，①水分量が多い，②炭水化物が少ない（猫は唾液中にアミラーゼがなく，多量の炭水化物を効率的に利用する能力には限界があります），③動物性のタンパク質・脂肪量が多くバランスが良い，④カロリーがドライフードより低い，⑤密封のため未開封であれば保存状態が良いなどのメリットがあるからです．本来単独で狩りをする猫は 1 日 7 ～8 匹のネズミを捕まえるほどの活動能力があるのに，ほとんどの飼い猫たちはゴロゴロと幸せそうにお昼寝をしています．飼い猫生活の猫が増加していけば，食べて寝るだけの肥満猫があふれる日もそう遠くないのかもしれません．安静時の室内猫に必要なカロリー量は 1 kgあたり 50 kcal です．体重 4 kgであれば，1 日 200 kcal 程度です．それでもドライフードを好む猫もいますので，その場合は水を自主的に飲めるように工夫しましょう（小宮山典寛：日本伝統獣医学会雑誌 26（2）: 92-93，2019/坂根弘：ペット栄養学会誌 21（3）: 136-141，2018）．

なぜならドライフードに含まれる水分量は約 8%，ウェットフードの水分量は約80％と水分含有量が大きく異なるからです．特に猫はのどの渇きを感じづらい動物のため，尿石症などのおしっこトラブルを起こさないためにも水分摂取が大切ということに注意しましょう（本好茂一監：小動物の臨床栄養学．マーク・モーリス研究所日本連絡事務所，p436, 2001）．一方，ウェットタイプはメリットも多いのですが，デメリットもあります．一般に市販されているウェットフードにはナトリウム，クロール，リンの濃度が高い商品もあるため，腎臓病の猫には注意が必要になります．またドライフードより価格が高いため経済的ではありません．さらに開封後は速やかに使用する必要があり，朝晩の2回に分けてあげることしかできない場合が多く，食の細い子には衛生的ではありません．私はドライフードとウェットフードを組み合わせることをおすすめしています．ちなみに「猫と犬の食事は一緒のものをあげてもいいですか？」と聞かれることがありますが，答えは「NO！」です．犬は雑食動物に分類されますが，猫は低炭水化物適応の立派な肉食動物だからです．犬と猫は全く別の生き物だということを意識しましょう（本好茂一監：小動物の臨床栄養学．マーク・モーリス研究所日本連絡事務所，p84, 2001）．食事についての知識をより深めたい，レシピをもっと知りたい，在宅介護や食事のレシピなど実践的なノウハウを学びたい方はアニマルリハクリニックかつきのホームページ【https://www.arckatsuki.com/】をご覧ください．

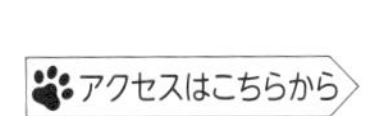

香月先生の猫の食事 3 ヵ条

1. 猫はお水が大切
2. ウェットフードよりドライフードがおすすめ
3. 猫は低炭水化物食適応の立派な肉食動物

水分摂取について

さらに食事と同じくらい大事なことが水分摂取です．体の60パーセント以上は水分でできていますが，特にドライフードをメインに食べている場合，水分が不足しているケースがよくみられます．水分が不足すると腎臓に負担がかかるだけでなく，皮膚が乾燥するほか，老廃物の排出がうまくできず，体温調節もできなくなります．水そのものをなかなか摂取できない場合はフードをふやかしたり，おかゆやスープなどを加えることもおすすめです．

特に猫の病気の70%以上は脱水に関係した病気と考えられていて，猫の生命の営みには水の代謝が不可欠です．ドライフードが主食の場合，特に猫では飲水量が足りてないことが多く，積極的な水分摂取が必要になります．猫は水がトイレやフードの近くにあるとあまり飲まず，静かで安全な場所ではよく飲む傾向にあるそうです．また，水に氷を浮かべると，水面が動くので興味をもって飲むようなので，少し工夫してみるとよいかもしれません（小宮山典寛：比較統合医療学会学術大会抄録集：39-40，2017）．

（香月）

香月先生のおすすめレシピ

ミニチュアダックスフンドのハナちゃん(19歳)小梅ちゃん(18歳)のために
〔レシピ考案：大野智津美（ハナ・小梅ママ)/監修：畦元香月〕

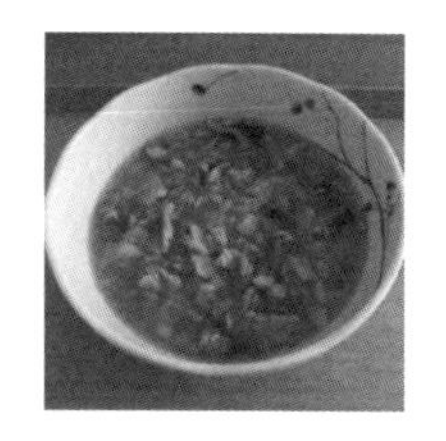
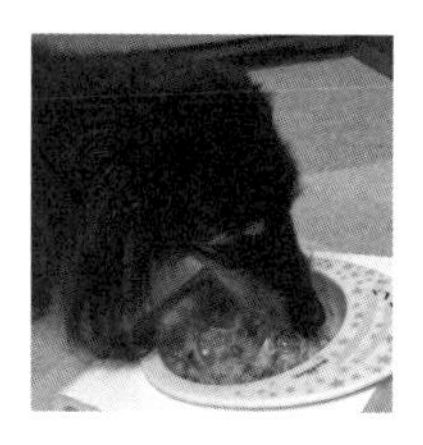

昆布だし煮レシピ　(体重5kg 1食分)

(材料)

豚ロースorタラ50g，にんじん10g，チンゲン菜15g，カブ15g，しめじ10g，白米orジャガイモ25g，クコの実少々，昆布だし（塩分ないもの）100mL

(作り方)

① 水で戻したクコの実を昆布だしに入れて火にかける
② 沸騰したらにんじん以外の刻んだ野菜を柔らかくなるまで煮る
③ 豚肉orタラを加えて火が通るまで煮る
④ 白米or茹でたジャガイモとすりおろしたにんじんを加えて混ぜたら火を止めて完成

小梅ちゃんは同じ材料でみそ味にしたチャーハンを好み，ハナちゃんは海苔とウズラの卵のトッピングが好みだったそうです．薬膳というとむずかしく感じますが，カブやにんじんなど身近に薬膳になる食材は多いです．体が健康な時は暑い時期には体を冷やすもの，寒い時期には体を温めるものをおいしく感じます．季節ごとに旬の食材を摂ることでバランスを保ちます．ただし，ペットフードもバランスを考えて配合されているので，手作り食だけにする場合は栄養バランスに注意しましょう．ペットフードと組み合わせたり，トッピングしてみたり，水分摂取を促すために1品追加してみることもおすすめです．

（香月）

免疫について

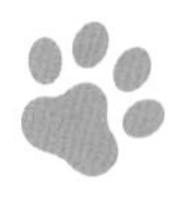

免疫は高すぎても低すぎてもよくありません．高すぎるとアレルギー反応を起こし，低下するとがんや感染症になりやすくなります．過不足なく，バランスを取ることが理想です．

腸管免疫

腸管は消化吸収だけでなく，免疫機能を担う場所でもあります．免疫細胞の70%は腸内に集中しています．口から侵入した病原菌やウイルスのほとんどは胃酸で死滅しますが，生き残った病原菌は小腸まで到達します．有害なものは排除し，無害で必要なものは消化吸収する特殊な工程を腸は毎日行なっているのです．

運動免疫

適度に体を動かすことが大切です．適度な運度は体温を上げ，免疫細胞を増やして免疫能を高めるとされ，がんや感染症の予防になるといわれます（鈴木克彦：日本補完代替医療学会誌 1（1）: 31-34，2004★）．運動免疫能を獲得して筋肉量をアップし，フレイル・サルコペニアを予防していく必要があります．フレイルは加齢に伴い，低栄養により体重や筋肉量が減り，疲労感や生理機能に障害が起こる虚弱状態です．サルコペニアは加齢に伴い，低栄養や慢性的疾患により筋肉量が減った状態です．

睡眠免疫

睡眠の質はとても大切です．物音がしたらすぐに目覚めないかなど細かく問診します．睡眠は筋肉や脳など，体と心の機能を回復させるために必要です．特にサイトカインは睡眠を調節し，大脳を休息させて免疫機能を向上させます（上野敬太：化学と生物 42（5）：322-323，2004★）．睡眠不足が続くと精神的なストレスによりコルチゾールが増加し，筋肉量低下や肥満の原因にもなります．よく私が診察する関節疾患や腰痛などの整形外科系の疾患をもつペットでは筋肉量低下や肥満が非常に多く，比例して睡眠障害や精神的なストレスを抱えている印象を受けます．

精神的なストレスの感じ方には個体差がありますが，睡眠に関しては自律神経をコントロールしてバランスを整えてあげることが可能かと思います．私の場合，生活スタイルを聞き，好きな遊びを取り入れたリハビリテーションや自宅でできるマッサージを個体ごとに提案し，鍼灸治療やレーザー治療，オゾン療法を行い，必要があれば漢方薬やGABA製品，乳酸菌製剤，プラセンタ製剤などを利用しています．

また適度な運動を取り入れることで深い眠りが可能となり，ホルモンバランスや自律神経が整い，疲労感の改善にもつながるため理学療法や整体を積極的に取り入れています．GABA（γ-アミノ酪酸）は経口摂取により副交感神経優位をもたらすと報告されています（藤林真美：日本栄養・食糧学会誌 61（3）：129-133，2008★）．さらに認知症による夜鳴きに対して，プラセンタを利用し，何度も症状の改善を実感しましたが，免疫の機能をアップさせるためにも私は腸内免疫には乳酸菌製剤を，睡眠免疫にはGABA（γ-アミノ酪酸），運動免疫には，株式会社日本生物製剤のプラセンタ（リキッド，パウダー，カプセル）やラエンネック注射薬を利用することが多いです．

（香月）

ペットへの漢方薬の処方の基本

ペットに漢方薬を飲ませてもいいの？

飼い主が漢方薬を使用している場合，自分の漢方薬をペットに飲ませてもよいのでしょうか？　とよく質問を受けます．漢方薬を常備しているということは，それだけ漢方薬が世に浸透してきたのだなと喜ばしく思う反面，乱用にならないように気をつけなければいけません．常備薬としての漢方薬はペットに使用する前にどんな症状を改善するかを確認することがとても大切です．漢方薬は２種類以上の生薬（しょうやく）で作られていることが多く，慢性疾患や体質の改善に働きかけるというメリットがあります．しかし，たとえば咳の改善に処方される「麻杏甘石湯（まきょうかんせきとう）55」を歩行不全の犬に利用しても期待する効果は得られません．また，すでに服用中の薬がある場合はかかりつけ獣医師と相談する必要があります．

漢方薬の用量はどれくらい？

ツムラの場合，医療用では１日３回服用で１回 2.5 g（１日量：7.5 g）と添付書に表示されているのをよく見かけると思います．市販薬では１日２回，５日もしくは 10 日分と表示されていることが多く，用量も漢方薬ごとに差があります．

また漢方薬は西洋薬より副作用が少ないと思われがちですが，成分によっては大量に摂取することで体に害にもなります．一方，漢方薬はすぐ効かないと考えられがちですが，私は「抑肝散（よくかんさん）54」を飲んだ認知症のシニア犬の無駄吠えが１週間以内に減ったり，足に力が入らなかず，歩きにくそうにしていた成犬に「当帰芍薬散（とうきしゃくやくさん）23」を飲ませるとその日のうちに軽やかに歩くといったという経験があります．

さらに漢方薬の良いところは，ターゲットとしていた症状以外の症状も改善してしまうところです．たとえば，咳を抑えるために処方した漢方薬が軟便や下痢をよくしていた成犬の消化器症状を改善させたことがあります．関節炎で歩行困難だった成犬に鍼灸を行うと，表情が豊かになり，食欲や睡眠の改善をもたらしたこともありました．炎症の強い感染症の場合，抗生物質など西洋薬との併用をおすすめしますが，「荊芥連翹湯50」でも副鼻腔炎の排膿に期待する効果が生じます．

漢方薬の用量は医療用漢方薬では，人 50 kg として，7.5 g 量を 1 日量とした場合 0.15 g/kg となるので，それを動物の体重にかけます．特に犬は超小型犬～超大型犬まで幅広く，5～15 kg の場合は 0.15 g/kg で計算します．しかし，厳密に決まった量はなく，症状や状態にあわせて加減をしていきます．まずはこの基本量を目安に，5 kg 以下であれば 1 包の 1/5 を処方，10～15 kg なら 1/2 包を処方して 10 日～2 週間後に様子を確認すると効果を見極めやすくなります．ただし，「牛車腎気丸107」や「八味地黄丸7」など効果発現に時間がかかる漢方薬では 1 ヵ月程度は様子を観察して判断することもあります．症状がひどければ2～3倍量を投与し，他の漢方薬や西洋薬と併用します．また，味に慣れない，散剤が服用しづらいなど嫌がるペットも多くみられます．そのような時は無理せず，おやつやウェットフード，納豆などに混ぜてあげると食べてくれることが多いです．『獣医版フローチャートペット漢方薬』にも漢方薬を美味しく飲ませるヒントが掲載されていますので参照してみてください．

漢方薬はいつまで飲ませるの？

急性疾患では症状が治まるまで投与しますが，改善がみられない場合は処方を変更します．感染症などがある場合は抗生物質との併用が必要な場合も多くみられます．さらに急性疾患では2～3時間ごとに連続して投与する必要がある場合もあります．慢性疾患の場合は10日から2週間に一度，漢方薬が効いているかを確認し，改善傾向があれば持続，改善傾向がなければ変更し，状態によって量も加減していきます．皮膚病などで症状がひどい場合やステロイドを飲んでいる場合では2～3倍量を処方することもあります．

漢方薬を飲ませるタイミング

食前に飲ませることが難しいケースが多いため，食事と同時や食事の直前に飲んでもらうことが多いです．人間では1日3回の服用パターンが多いですが，1日3回食事をしないペットも多いため，1日2回を基本に処方しています．状態や症状の改善によって投与時間を夜のみや朝のみに固定します．ただし，量が多い場合は3回に分けて処方します．

漢方薬の副作用・アレルギー

2種類以上の漢方薬を飲む場合，甘草（かんぞう），麻黄（まおう），地黄（じおう），附子（ぶし）などの量が過剰にならないように気をつける必要があります．たとえば甘草（かんぞう）では「偽アルドステロン症」「低カリウム血症」などの症状が現れたり，麻黄（まおう）や地黄（じおう）では消化器症状，附子（ぶし）では「アコニチン中毒」などを起こす危険もあります．また，体が温かい時に体を温める漢方薬を飲むと胃腸障害や湿疹などの皮膚症状が起こることもあります．まずはペットの状態を把握することが大切です．

さらに，漢方薬は天然の物を使用した薬剤であり，西洋薬よりも食品に近いものとなっています．そのため小麦粉アレルギーの動物に小麦が含まれる「甘麦大棗湯(72)」や，ハトムギが入っている「薏苡仁湯(52)」などの漢方薬は注意が必要です．そのほか詳細は『獣医版フローチャートペット漢方薬』を参照してください．

（香月）

香月先生の漢方薬３ヵ条

1. 初めて処方した時は10日～2週間以内に必ずチェック
2. 皮膚症状は長期間（6ヵ月以上）と3倍量の服用を必ず説明（但し，症状にあわせて加減）
3. 鍼灸やレーザーなどを併用して相乗効果アップ

フローチャートでさがす ツボ&漢方薬

畦元香月

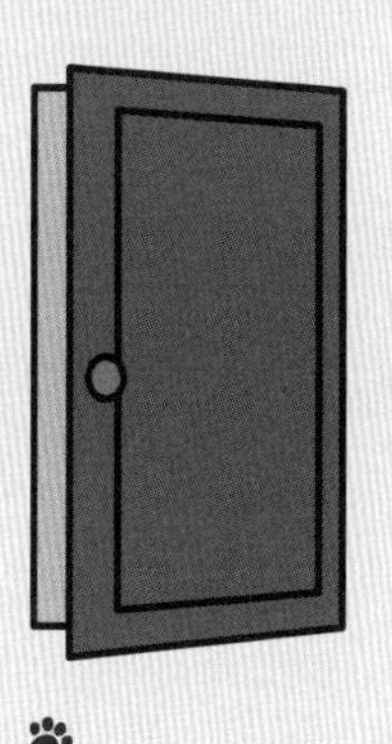

ドライアイ

目の痛み・炎症

目の充血・乾燥

慢性的な目の乾燥・疲労

あわせてのむなら

黄連解毒湯（おうれんげどくとう）15

ワンポイントアドバイス

短頭種（フレンチブルドッグ，パグなど）に起こりやすい症状です．洗浄液や抗生物質などの点眼後に目の血行を良くしてから炎症を抑えるツボを押します．1ヵ所につき軽く5～10秒間押し，目頭から目じりにかけて上瞼と下瞼のマッサージを行います．この時，ゆっくりと優しい力で指先で流すように触ります．予防にも効果的です．

❶ BL1 睛明（せいめい）

目頭と鼻の付け根の間

❷ BL2 攅竹（さんちく）

眉頭の骨のくぼみ部分

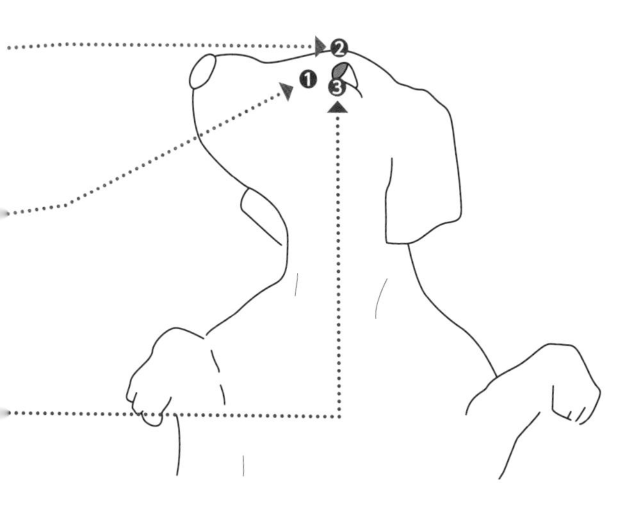

❸ ST1 承泣（しょうきゅう）

黒目の真ん中の下，骨が当たる部分

ワンポイントアドバイス

目の炎症はストレスが原因になることもあります．そのためストレスをできる限り解消し，リラックスできる環境づくりも大切です．炎症が強い時は患部やその周囲に熱をもっていることが多く，マッサージにより悪化させてしまう可能性があります．**また角膜炎や緑内障の症状がある場合はマッサージを行わないようにしましょう．**

流涙と目やに

目のかゆみ・充血

目の炎症

あわせてのむなら

竜胆瀉肝湯(りゅうたんしゃかんとう) 76

ワンポイントアドバイス

逆さまつげがあったり，何らかの原因で涙の通り道（鼻涙管）が狭くなると結膜炎を生じて涙や目やにが出ます．結果として涙やけもできます．食べ物によっては鼻涙管で老廃物が詰まって目やにが出ることもあるため，食事の見直しも必要です．おすすめトッピング食材はクコの実，桑の葉，にんじんが目の疲労回復に良いとされています．

❶ LI4 合谷（ごうこく）

前肢内側の狼爪と第 2 指の間

❷ GB20 風池（ふうち）

後頭部の中央のくぼみと両耳の付け根の間（2ヵ所）

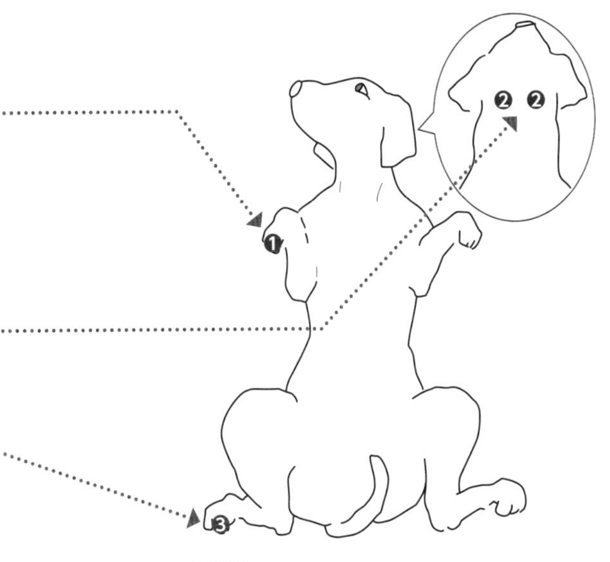

❸ LR2 行間（こうかん）

後肢内側の狼爪と第 2 趾の間

ワンポイントアドバイス

日常的に目の洗浄や目の周りのマッサージを行うことで，炎症予防や緩和につながり，リラックス効果も期待できます．食事に GABA 製品や乳酸菌製剤を取り入れることで，腸内環境改善やストレス緩和，体内のデトックスを行い，目やにが出る原因となる老廃物を速やかに体の外に流す手助けをしてくれます．

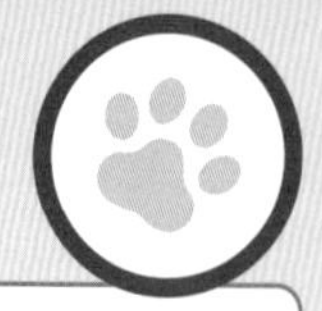

コラム　肉球マッサージ

肉球マッサージをする前に，まずはペットが肢先を触らせてくれるかどうかをチェックします．肢先を過度に嫌がる場合は肉球を触られるのも嫌がる場合が多く，その際はストレスの原因になるため無理にマッサージをしないようにします．触られても嫌がらないことがわかったら，次に肉球の状態を観察します．例えば，割れていないか，乾燥していないか，ベタベタしていないか，指と指の間が赤くなっていないかなどです．もし赤くなっていたり，傷がある場合は，炎症を起こしていて，膿んでしまうこともあるので，この場合もマッサージは行わず治療を優先させます．

肉球が乾燥している場合はクリームやオイルでケアし，よくマッサージしてあげてください．具体的には肉球の間に指を入れて肉球を広げて優しく揉んであげましょう．この時お互いがリラックスした状態で行うことが大切です．肉球をプニプニとマッサージすることで免疫力 UP にもつながります．　（香月）

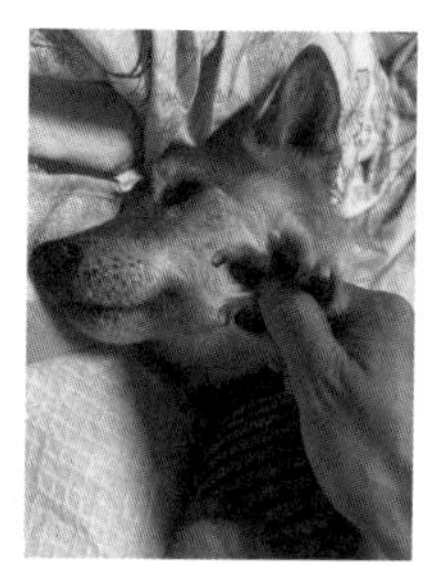

コラム　流涙と目やに（きららとこてつのケース）

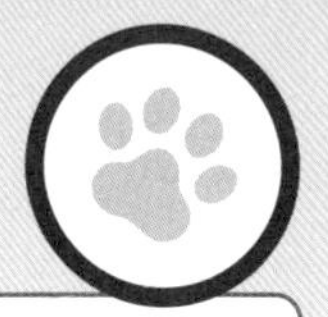

結膜炎は細菌やウイルスの感染が主な原因とされています．余分な熱がこもり，水分不足で炎症が起こったり，痒くなったりして涙や目やにが出やすくなります．また，イライラやストレスの継続によって自律神経のバランスが崩れ，痒みや違和感が生じて肢で掻くことでも炎症が悪化します．

【仔猫のきららの場合】くしゃみや目やにがたくさん出るという相談がありました．新しい家に迎えられた後，先住猫にちょっかいを出しては怒られ，飼い主との遊びだけでは物足りず，ストレスを過度に感じており，免疫力が低下していました．そのため，いつもよりたくさん遊び，漢方薬で精神を安定させることで目やには改善しました．

【犬のこてつの場合】尿石症と目の下の涙やけで相談がありました．そのため食事を見直すことから始めました．漢方薬と食事管理で尿石症は再発もなく，目やにもかなり減り，クマのような涙やけもきれいになりました．性格的に興奮傾向が強かったため，腸内環境のバランスを整えることで気持ちを穏やかにすることができました．

食物アレルギーをもっていたり，体を温める食べ物（エビ，ホタテ，アサリ，鮭など）や脂肪分が多い食材を過度に摂取すると体が乾燥し，熱がこもる原因となります．こてつのように興奮しやすかったり，神経質で肢先やお腹の冷えが少ないペットの場合は注意が必要です．食事だけではコントロールできない場合，鍼で熱を放出したり，マッサージでリラックスさせたり，漢方薬やサプリメントなどでコントロールしていきます．　（香月）

難聴

難聴のファーストチョイス

翳風(えいふう)は顔面神経麻痺にも効果があります．
優しく親指でマッサージして下さい．

耳鳴りが強い時

あわせてのむなら

小柴胡湯(しょうさいことう) 9 慢性化した炎症や中耳炎に．

六味丸(ろくみがん) 87 疲れやすく，やせ気味で皮膚や便が乾燥したペットに．

ワンポイントアドバイス

ペットも高齢になると聴力が徐々に落ちていきます．名前を呼ばれたり，家族が帰宅してもほとんど反応しなくなります．一方で，傍を誰かが通った時にびっくりしたり，不安が強くなって隠れてしまう場合も多いです．大きな音にひどく驚いたり，イライラする感情をむき出しにしてくる場合は耳の状態が悪い可能性が考えられます．

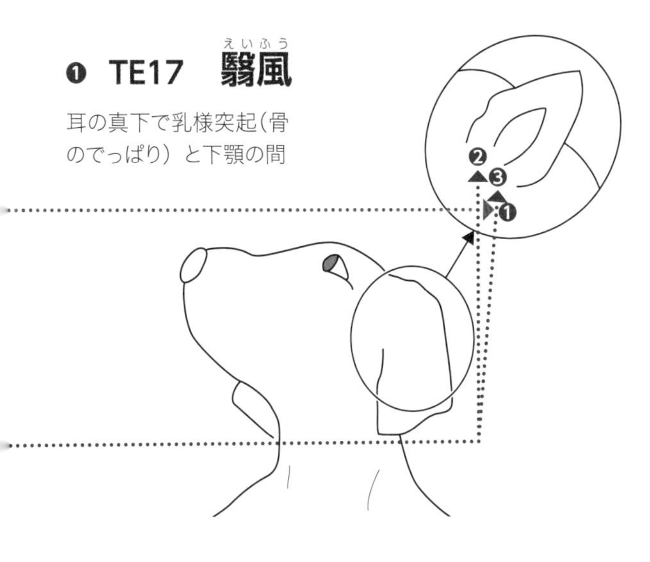

❶ TE17 翳風（えいふう）

耳の真下で乳様突起（骨のでっぱり）と下顎の間

❷ TE21 耳門（じもん）

前耳珠切痕（ぜんじじゅせっこん）の前のへこんだ部分

❸ SI19 聴宮（ちょうきゅう）

耳の穴の横にある耳珠（じじゅ）と下顎関節突起の間

ワンポイントアドバイス

ほとんど聴力を失ってくると，不安が強くなり，分離不安障害のような症状を示すペットも増えてきます．嗅覚に反応があれば飼い主のにおいやぬくもりを感じることができる毛布などで「おくるみ」のように包んであげると安心感につながります．

外耳炎

外耳炎・耳の痛み

耳垢が臭い

あわせてのむなら

十味敗毒湯(じゅうみはいどくとう) 6 炎症，赤みのある時に．

竜胆瀉肝湯(りゅうたんしゃかんとう) 76 ジュクジュクしている時に．

ワンポイントアドバイス

自宅での耳掃除は洗浄液をコットンで拭うまでが鉄則で，耳道を傷つけるので綿棒は使用しません．耳の炎症がひどい場合は獣医師の診察が必要です．外耳炎になってしまい，洗浄液や薬を入れる場合は，必ず顔を横には倒さずまっすぐ前に向かせ，耳の穴が見えるように耳を優しく持ち上げて投薬します．

❶ GB20　風池

後頭部の中央のくぼみと両
目の後ろの骨の間（2ヵ所）

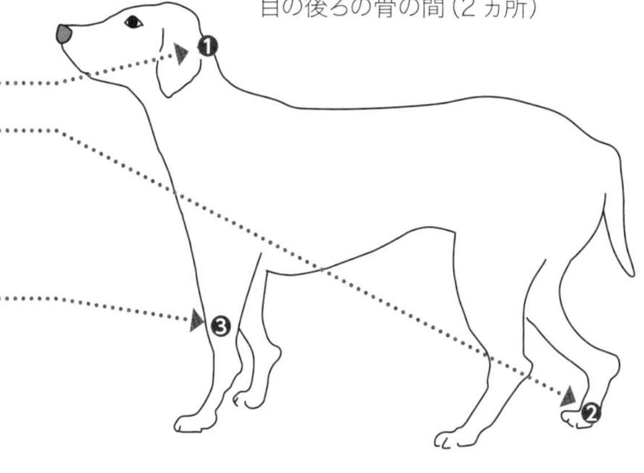

❸ LI11　曲池

前肢の肘を曲げてで
きるシワの一番外側

❷ LR2　行間

後肢内側の狼爪と第2趾の間

ワンポイントアドバイス

耳の痒みや耳垢はペットも非常に不快に感じるため，日常的な耳のケアやマッサージは耳の病気の予防につながります．耳のマッサージはプロペラのようにくるくると付け根から回したり，耳の付け根から耳先に向かって耳の内側を親指で流すようにマッサージして刺激します．他にも耳門や聴宮を片耳5回ずつ軽くもむのも効果的です．

心機能不全

心臓の機能低下

特に心兪（しんゆ）は心臓の働きを高め，緊張やストレスを緩和します．

あわせてのむなら

寧心（ねいしん）（イスクラ産業株式会社）循環のサポートに．

木防已湯（もくぼういとう）36 臨床症状のサポートに*．

五苓散（ごれいさん）17 利尿効果増強時に併用．

*井齊偉矢：日本伝統獣医学会学術集会抄録集 56：4-30，2015

ワンポイントアドバイス

興奮時や夜間，飲水時にも咳が出る場合，水の入った食器の位置を高くしたり，興奮しすぎないように抱っこしたり，クレートに入れるなど，できるだけ気をつけてあげましょう．また，四肢が弱って力が入らない場合はマッサージをすると効果的です．

❶ BL15 心兪(しんゆ)

正中の両側で胸椎の5番と6番の間

❷ SP1 隠白(いんぱく)

狼爪の内側の爪甲角の後ろあたり(存在しない時もあり)

ワンポイントアドバイス

酸素下やペットがリラックスできる環境で呼吸を確認しながら,内関(ないかん)+神門(しんもん)+隠白(いんぱく)を5〜10秒間,1日2〜3回,指で押したりし,鍼灸によって刺激します.また,朝夕10回ずつ,ペットの顔を見ながら四肢を付け根から足先までくるくると円を描くように優しくなでおろします.

貧血

貧血とホルモンバランスを改善したい時

貧血による冷えがある

冷えが強い時は温灸がおすすめです.

あわせてのむなら

十全大補湯(じゅうぜんたいほとう) 48

ワンポイントアドバイス

可視粘膜が白い場合，血液検査は異常がなくても貧血傾向と考えます．重篤な貧血の場合は輸血が優先されます．貧血では全身へ流れる赤血球が減少することで栄養や酸素を運ぶことができなくなり，冷えが生じます．肉球を温めたり，温灸やマッサージをして循環を良くすることで体が温まります．

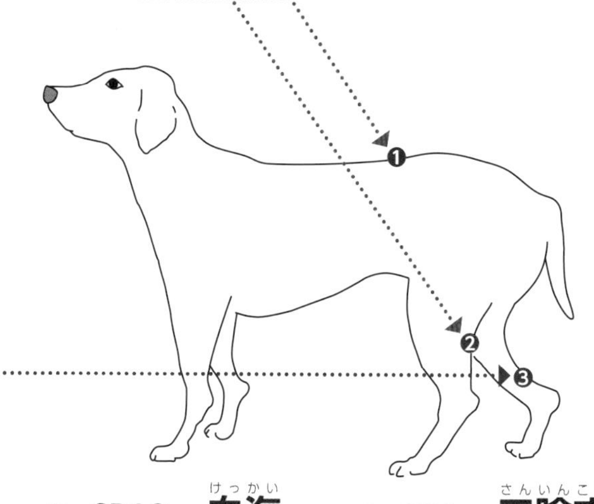

❶ BL23 腎兪（じんゆ）

正中の両側，第2・第3腰椎棘突起の間

❷ SP10 血海（けっかい）

後肢の膝蓋骨（しつがいこつ）の内側のすぐ上のくぼみ

❸ SP6 三陰交（さんいんこう）

後肢の内側，脛骨のすぐ後ろ（尻尾側）

ワンポイントアドバイス

胃腸機能 UP のツボも利用して胃腸を整えることで，胃腸障害（嘔吐・下痢など）以外にも貧血の予防につながるため，日頃のマッサージが大切です．特に後肢の膝蓋骨（しつがいこつ）の内側のすぐ上にある血海（けっかい）は血液の流れを促します．ただし，強く押すと痛みを感じやすいので親指で5秒ほどかけて優しくゆっくり押しましょう．

肥大型心筋症による後肢麻痺

（血栓塞栓症）後肢麻痺

あわせてのむなら

寧心（ねいしん）（イスクラ産業株式会社）

快元（かいげん）（イスクラ産業株式会社）

アニミューン®（株式会社 HACHI）

ワンポイントアドバイス

高血圧ではストレスを感じやすく，めまいやイライラが起こります．足腰がだるく，活動量も落ちやすくなります．マッサージは必ずリラックスしている時に行い，5回前後，くるくると円を描きながら優しくツボを刺激します．後肢のアキレス腱起始部にある復溜（ふくりゅう）を10秒間軽く押します．寝る前に行うと副交感神経が働き，睡眠の質が良くなります．

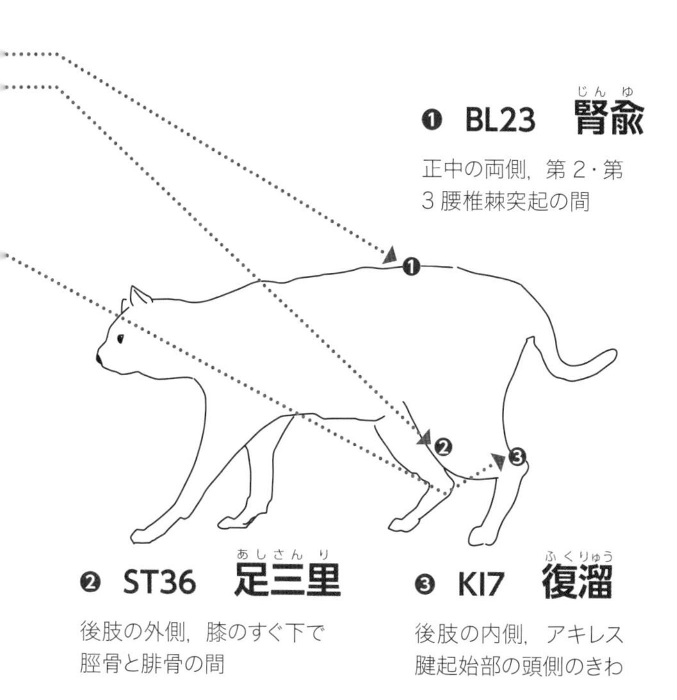

ワンポイントアドバイス

後肢の激しい痛みと冷えへの対策として鍼灸に電気鍼・超音波療法やオゾン療法，クリスタルカラーライト療法（CCLT）の治療を率先して行います．飼い主の負担も大きいので補助的にクッション（株式会社ヒューベスの RAKU²）や褥瘡防止予防になる床材を提案し，QOL を維持します．

咳・喘息

あわせてのむなら

麦門冬湯（ばくもんどうとう） 29 口・喉が渇く空咳に.

冬虫夏草（とうちゅうかそう）（株式会社日本漢方新薬）激しい咳の時に.

アニミューン®（株式会社 HACHI）激しい咳の時に.

ワンポイントアドバイス

呼吸が浅く速い場合, 1 分間の呼吸数を測ります. 40 回以上あれば浅速呼吸です. まずは気管支肺炎, 誤嚥性肺炎, 間質性の肺疾患, 肺腫瘍などの鑑別診断を行うことが大切です. マッサージを行う際もネブライザーや加湿器などを実施し, 呼吸に負担のない環境で行います.

❶ BL13　肺兪（はいゆ）

正中の両側，第3・第4胸椎棘突起間の外側（第3胸椎下のくぼみ）

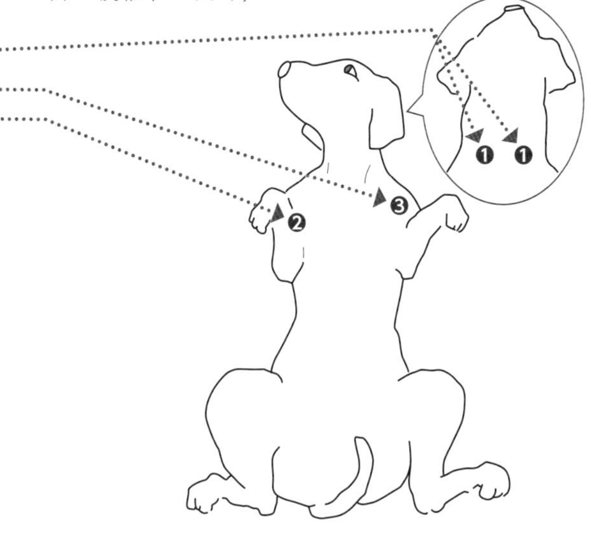

❷ LU5　尺沢（しゃくたく）

前肢の肘を曲げてできるしわの橈骨側のくぼみ

❸ LU1　中府（ちゅうふ）

第1肋骨と同じ高さで肩関節の内側

ワンポイントアドバイス

呼吸器疾患の場合，漢方薬や鍼灸以外に西洋薬が必要な場合もあるため，炎症がおさまらない場合は早めに西洋薬も検討しましょう．食事は肺を潤す白い食べ物（大根，山芋，カブ，桃，梨，りんごなど）がおすすめです．特に旬の食べ物を取り入れることをおすすめします．

興奮時の咳

咳のファーストチョイス

自律神経を整えて咳を抑える

肺兪や前ページの中府に加えて頭百会を刺激すると咳を抑える効果が高まります.

咳がとまらない

ツボをホットタオルや棒灸で温めると効果的な時もあります.

あわせてのむなら

冬虫夏草（株式会社日本漢方新薬）

抑肝散加陳皮半夏  高齢・胃腸が弱いペットに.

ワンポイントアドバイス

咳が出る場合，心不全や気管虚脱の可能性もあるので獣医師の診察が必要です．周囲の音や人などに過剰に反応する場合は交感神経が過剰に興奮して咳が出ていることもあります．たとえば引っ越しなどの人の出入りが多い時にストレスで咳がでることもあるため，漢方薬で気持ちを安定させることも効果的です.

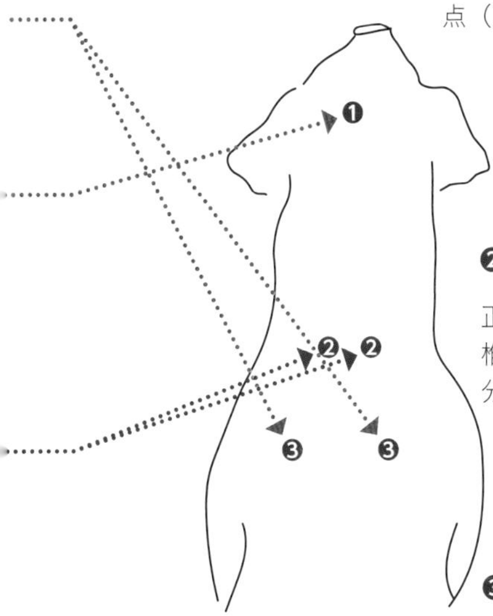

❶ GV20 頭百会（あたまひゃくえ）

目の中間と左右の耳の交差点（頭頂部の真ん中）

❷ 定喘（ていぜん）（奇穴）

正中の両側，第７頸椎から犬猫の指１本分外側

❸ BL13 肺兪（はいゆ）

正中の両側，第３・第４胸椎棘突起間の外側（第３胸椎下のくぼみ）

ワンポイントアドバイス

加齢により気管が弱くなって咳が出ることがあります．マッサージや漢方薬で免疫力を高めると同時に，マッサージなどでリラックス時間を設けることでゆっくりと呼吸ができるようになり，新鮮な空気を取り入れることが咳などの予防にもなります．ヨガはお互いの呼吸が整うのでおすすめです．

鼻の疾患全般

鼻水・鼻づまり・嗅覚異常

副鼻腔炎

あわせてのむなら

葛根湯加川芎辛夷（かっこんとうかせんきゅうしんい） ② 鼻づまり，鼻を鳴らす時に．

小柴胡湯（しょうさいことう） ⑨ 肺炎や気管支炎，胸膜炎などの補助療法に．血小板低下がある場合は注意．

荊芥連翹湯（けいがいれんぎょうとう） ㊿ 副鼻腔炎など化膿性の炎症がある時に．

ワンポイントアドバイス

鼻づまり，鼻を鳴らす音が大きく，運動をすると苦しそうな場合は副鼻腔炎やアレルギー，腫瘍など様々な可能性が考えられます．炎症がひどい場合は西洋薬を併用します．日常的に加湿器を取り入れ，部屋の換気を行い，快適な生活にしてあげることも大切です．

88002-892 JCOPY

❶ LI20　迎香（げいこう）

鼻の穴の外側（横）にあり，有毛部との境目（左右対称）

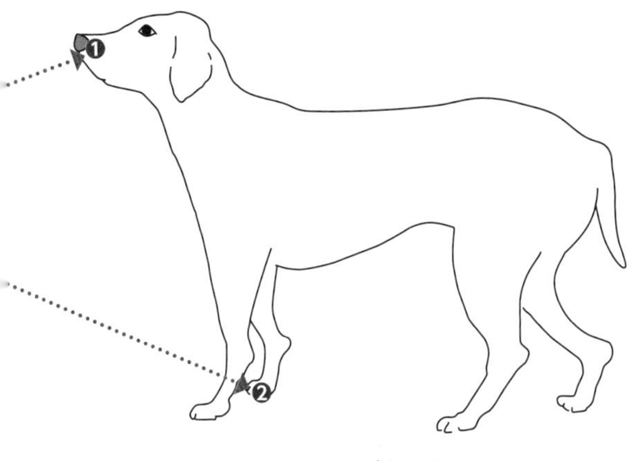

❷ LI4　合谷（ごうこく）

前肢内側の狼爪と第２指の間

ワンポイントアドバイス

鼻出血がある場合は早めに検査を行い，原因を特定します．**ツボを刺激しても大丈夫とわかるまで決して迎香（げいこう）などの鼻周囲のツボは押さないようにします．**腫瘍性の可能性が高い場合に悪化させる原因となるためです．

花粉症

皮膚をかきむしる

鼻水

あわせてのむなら

小青竜湯（しょうせいりゅうとう） ⑲ 鼻汁が多い時に.

＊鷲巣　誠：比較統合医療学会学術大会抄録集：29，2018

ワンポイントアドバイス

花粉症により，皮膚をかきむしると，脱毛したり，外耳炎が悪化したり，鼻水がたくさん出やすくなります．人間よりも地面に近い位置で歩行するペットは花粉だけでなくホコリなどのハウスダストも症状の原因となりうる場合があります．

❶ BL12　風門

第2・第3胸椎棘突起間の外側（首の付け根と肩甲骨の一番高いところ）

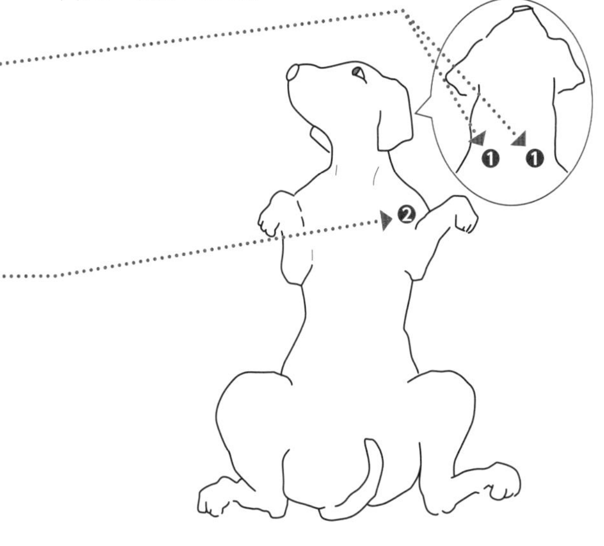

❷ LU1　中府

第1肋骨と同じ高さで肩関節の内側

ワンポイントアドバイス

体が冷えている場合は中府に棒灸し免疫UPを図ります．目やにと充血があり，体がほてっている場合でも私（香月）は肺兪などに安易に鍼をしません．深く刺しすぎてしまうと気胸を起こす危険があるためです．曲池を刺激して体を冷ましたり，肺兪に CCLT のブルーライトを照射して冷ますこともあります*．

コラム　腸内細菌のバランス

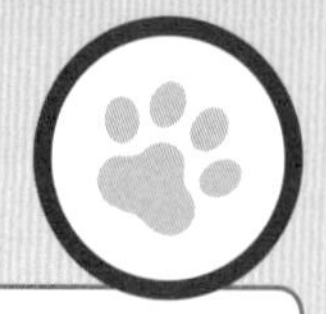

毎日の食事と便の状態のチェックはとても大切です．食事の量は必ずしもペットフードの表記通りで良いとは限りません．嘔吐・下痢・便秘・食が細いなどの個体差があるためです．偏った食事やストレスで腸内環境が悪くなると悪玉菌が増加し，腸から吸収された毒素が体全体に悪影響を及ぼします．腸内環境を整えるために乳酸菌を摂取する場合，体との相性により腸に定着せず通過して体外に排出されたり，生きた乳酸菌が胃酸や胆汁酸で死滅してしまうこともあります．バランスの良い食事や適度な運動も大切ですが，環境の変化や不規則な生活で腸内環境のバランスを崩している場合は乳酸菌を過度には摂取させず，便の状態（臭い，色，形などをチェック）を観察しながら適量とすることが大切です．

特に胃腸は冷えに弱く，エアコンを使用する冬や真夏，梅雨などにも注意が必要です．ただし，お腹を過度に温めることは良くないので米ぬかやアズキカイロなどで優しくアプローチします．ストッキングなどに米ぬかやアズキを入れ，電子レンジで人肌になるくらいに温めてお腹にあてます．手足が冷えている場合は手足にのせても効果的です．

米ぬかカイロの作り方は，米ぬか（50 g）：米（50 g）：塩 1 g の割合でタイツやストッキングなどに入れ，電子レンジで人肌に温めます．使い捨てカイロは便利ですが，長時間使用すると低温やけどの危険があります．米ぬかはアズキよりも柔らかいため，お腹だけでなく冷えた肢先にも使えます．　（香月）

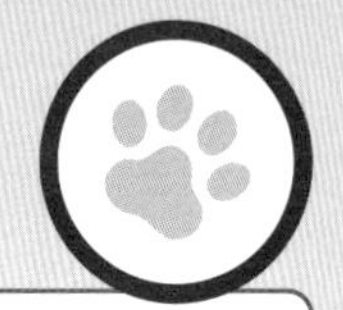

コラム　ストレスによる不調

ストレスにも良いストレスと悪いストレスがあり，良いストレスは体にとって適度な緊張を与えるため，必要なものです．ただし，体に不調を起こす原因となる悪いストレスはできる限り軽減する必要があります．体の不調を訴え，西洋薬や漢方薬，補完医療でもうまく効果が得られなかったのに，悪い影響を与えていたストレスが解消されると不調が改善されることは多いです．悪いストレスによる初期症状は，飼い主に攻撃的になる，トイレの失敗や分離不安などがあります．また皮膚を噛む，むしる，嘔吐や下痢が続くなど臨床症状が出るまで飼い主が気がつかないこともあり，ストレスに対する治療ではなく，臨床症状に対する治療がメインになるケースも多くみられます．そのような場合，一時的に治癒したとしても，何度も繰り返すことがあれば，やはりストレスの原因を解消していくことが良いと思います．散歩が嫌いなペットを無理やり散歩に連れ出す，睡眠時に周囲が明るい，騒がしくて寝ることができない，留守番が多くてさみしいなど，ペットのストレスとなる原因を見分けるためにも，普段の関わり方やペットの好きなこと・嫌いなことを見つめ直していく必要があります．食事の量やバランスは適切か，おやつばかりで主食が摂れずバランスが悪くなっていないか，食事内容によってもイライラの原因となるため，毎日の食事やおやつの内容を１週間分紙に書いてみることをおすすめします．その時にメモとしてその日の体重や気になったことも記しておくとちょっとした変化にも気がつくことができるかもしれません．　（香月）

消化器全般

胃腸が弱っている

中脘(ちゅうかん)はストレス太りにも効果的で棒灸もおすすめです.

あわせてのむなら

加味逍遙散(かみしょうようさん) 24 消化不良によく効き，イライラも鎮めます．元気のあるペット向け.

小建中湯(しょうけんちゅうとう) 99 食欲にむらがある，元気のないペット向け.

三仙(さんせん)（イスクラ産業株式会社）

ワンポイントアドバイス

食が細く，食べムラがある場合，胃腸機能がうまく働かず，不安やストレスを感じている場合が多いです．気持ちを上手くコントロールできず，精神的に不安定になるケースもみられます．最近では室内で過ごすペットが多く，エアコンで体調を崩したり，真夏に空調が無調整の部屋に長時間いることでぐったりしてしまうペットも多いので注意が必要です.

❶ BL20 脾兪（ひゆ）

正中の両側，第12・第13胸椎棘突起間の外側

背中側

❶ ❶

❷

❸ ❸

❷ CV12 中脘（ちゅうかん）

みぞおちと臍の間の中央

❸ ST25 天枢（てんすう）

臍の左右のすぐ

ワンポイントアドバイス

食欲旺盛でたくさん食べてしまうペットの場合，食事では胃腸の熱を冷ます大根がおすすめです．体を温める肉から体を温めも冷ましもしない魚に替えることも効果があります．胃腸の働きを改善するためには，じゃがいも，にんじん，ブロッコリーなどがおすすめです．さらに胃腸の働きを良くするために野菜や水分を多めに摂ることも大切です．

梅雨時の胃腸炎

お腹の冷えからくる下痢・腹痛

食欲不振や下痢などを改善

あわせてのむなら

五苓散(ごれいさん) ⑰ 下痢の時に.

SOPHIA フローラケア (株式会社 SOPHIA)

JBP プラセンタEQ シリーズ*
(株式会社日本生物製剤)

＊鈴木信考：第 60 回比較統合医療学会学術大会特別講演，2017

ワンポイントアドバイス

梅雨時には重く冷たい湿気が空気中に浮遊しています．その湿気が体に停滞し，体の水分代謝が悪くなることで食欲不振，嘔吐，軟便や下痢などの胃腸障害が起きやすくなります．また体に水分が停滞してだるさを感じたり，関節痛を起こしやすい時期です．水分代謝を促すツボにお灸をし，巡りをよくすることで症状が解消することがあります．

❶ ST36 足三里（あしさんり）

後肢の外側，膝のすぐ下で
脛骨と腓骨の間

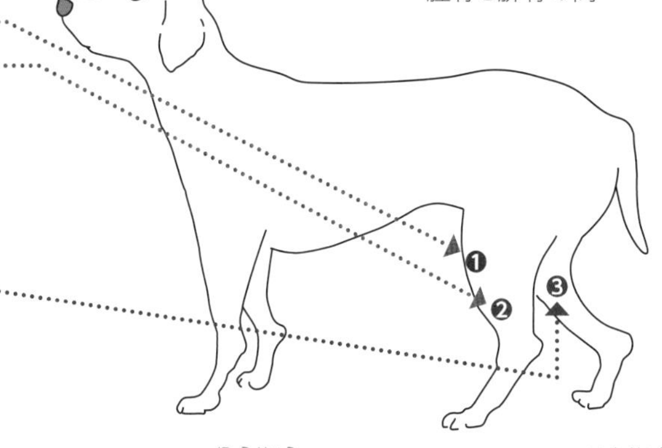

❷ ST40 豊隆（ほうりゅう）

後肢の外側で膝と足首の
中央，足三里の下あたり

❸ SP9 陰陵泉（いんりょうせん）

後肢の内側，膝のすぐ下
の脛骨近くにあるくぼみ

ワンポイントアドバイス

マッサージは足三里（あしさんり）を人差し指か親指で軽い力でくるくると円を描いて10秒間刺激します．豊隆（ほうりゅう）と陰陵泉（いんりょうせん）は人差し指で15秒間軽く押すと効果的です．また，米ぬかカイロで四肢や腹部，冷えている部分を温めるのもおすすめです．

夏バテによる胃腸炎

元気がない・体がだるい

食欲不振

エアコンの冷えによる
腹痛・下痢

三陰交(さんいんこう)は慢性下痢にも効果があります.

あわせてのむなら

清暑益気湯(せいしょえっきとう) 136 食欲不振や下痢の時に.

JBP プラセンタ EQ シリーズ*
(株式会社日本生物製剤) 食欲不振の時に.

ワンポイントアドバイス

夏バテや暑さによる運動不足には後肢のマッサージがおすすめです. 肉球の後ろ, 真ん中あたりにある湧泉(ゆうせん)を親指でゆっくり押します. 嫌がるようであればお灸も利用できます. ただし, 体が熱くてほてっている場合, お灸はNGです. 足三里(あしさんり)と三陰交(さんいんこう)は親指で5秒間押すと消化機能が回復します.

＊鈴木信考：第 60 回比較統合医療学会学術大会特別講演, 2017

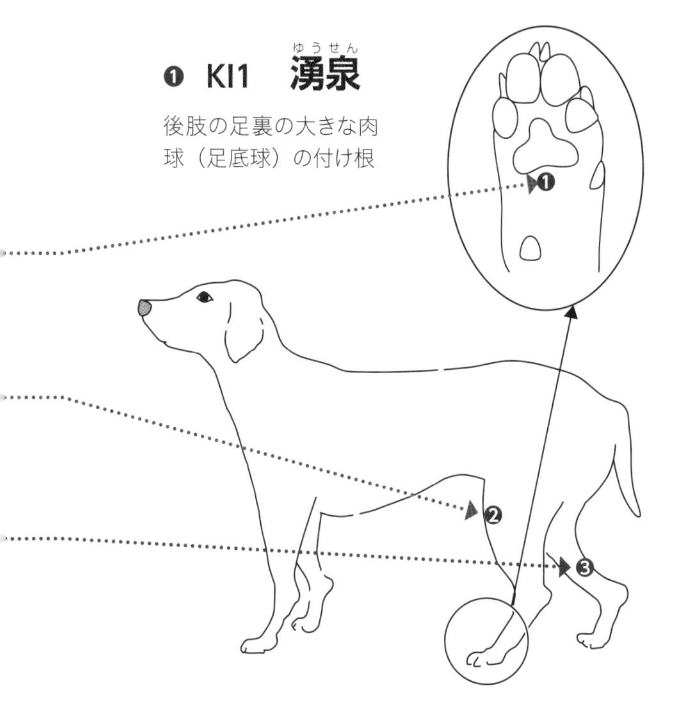

❶ KI1 湧泉(ゆうせん)

後肢の足裏の大きな肉球（足底球）の付け根

❷ ST36 足三里(あしさんり)

後肢の外側，膝のすぐ下で脛骨と腓骨の間

❸ SP6 三陰交(さんいんこう)

後肢の内側，脛骨のすぐ後ろ（尻尾側）

ワンポイントアドバイス

夏の暑さにより食欲不振や脱力感を感じて元気がなくなるケースが多くみられます．またエアコンに長時間あたることで体が冷えてしまい，腹痛や下痢になるペットもいます．体が冷えている時はお灸で温めたり，四肢をさすって温めます．体が熱くてだるそうな時は鍼で熱をとると楽になります．

車酔い

車酔いによる嘔吐

内関は体の内側の関所の役割があり，呼吸も安定させます．
翳風は平衡感覚を司る内耳に関連するツボです．

あわせてのむなら

五苓散 17 車酔いしやすい場合，3〜5 日前から服用．

半夏瀉心湯 14 前触れもなく急に吐いてしまう時*．

半夏厚朴湯 16 落ち込みやすく，不安になりやすいペットに．

＊左向敏紀：獣医畜産新報 52（2）：97-102，1999

ワンポイントアドバイス

嘔吐は内耳にある位置情報や平衡感覚を司る三半規管と前庭のバランスが崩れて自律神経に異常をきたすことで起こります．車に揺られて気分が悪くなってくると，嘔吐，ヨダレが多くなる，あくびが増える，落ち着きがなくなるなどの症状が現れます．胃内に食べ物があると嘔吐しやすいので車に乗せる前は食事やおやつは控えます．

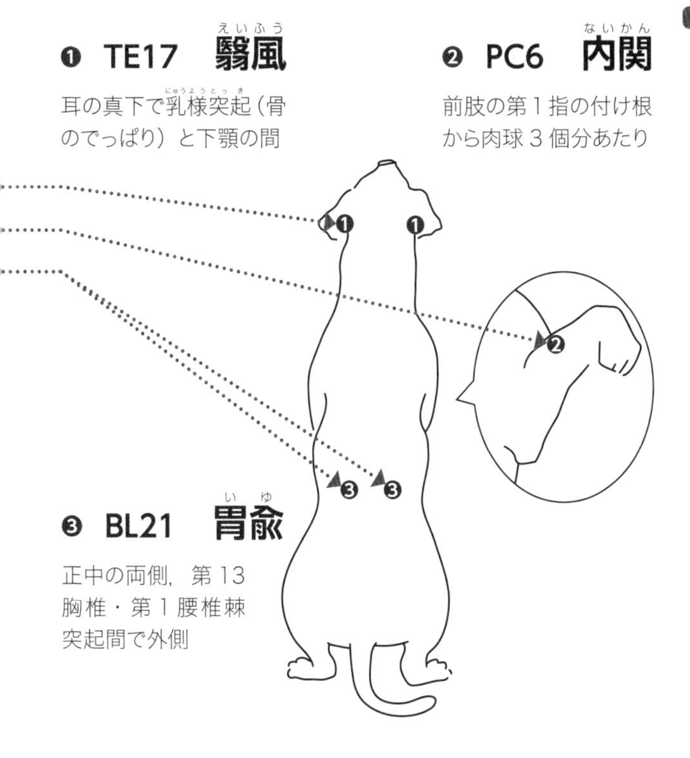

ワンポイントアドバイス

外出時に車酔いの心配があるペットは3〜5日前から漢方薬を飲ませたり，ツボを刺激しておくと効果的です．それでも嘔吐などの症状が出そうな時は車を停めて換気し，休憩時間をとることも大切です．不安が強いペットの場合，クレートに入れたり，その上にカバーをして落ち着かせましょう．

胃腸の冷えによる嘔吐

脾兪（ひゆ）と中脘（ちゅうかん）は胃腸の働きをよくして消化を助けます．足三里（あしさんり）は嘔吐を止めて，胃の内容物が上にいかないように下へ下げる効果があります．

あわせてのむなら

人参湯（にんじんとう） 32 冷たい物を食べたり，水のようなものを吐く時に．

五苓散（ごれいさん） 17 腹痛を伴う下痢にも効果的．

ワンポイントアドバイス

夏は冷たいものの食べ過ぎやエアコンで体を冷やし過ぎないように気をつけましょう．ただし，犬や猫の嘔吐では原因が様々であるため，急に嘔吐して止まらない，動かずに震えているなどの場合は重篤な病気の可能性もあり，動物病院での受診が必要です．

88002-892 JCOPY

❶ BL20 脾兪(ひゆ)

正中の両側，第 12・13 胸椎棘突起間の外側

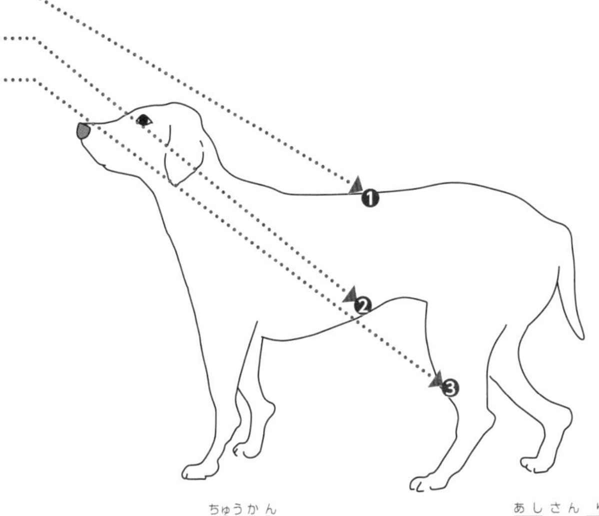

❷ CV12 中脘(ちゅうかん)

みぞおちと臍の間の中央

❸ ST36 足三里(あしさんり)

後肢の外側，膝のすぐ下で脛骨と腓骨の間

ワンポイントアドバイス

胃腸が冷えている時は，お腹が冷たく硬くなっています．胃腸が冷えている時にたくさん水を飲むと嘔吐しやすく，冷たい野菜などの食べ物は症状を悪化させます．にんじんなど胃腸に優しい温野菜がおすすめです．嘔吐が続いて漢方薬が飲めない場合は五苓散(これいさん)を座薬にして入れることも可能です．

下痢

下痢

天枢＋大腸兪は下痢止めの基本のツボです．足三里＋陰陵泉は胃腸の働きを強めて下痢を止めます．

あわせてのむなら

半夏瀉心湯 ⓮ or **五苓散** ⓱ 急性下痢の時に．

真武湯 ㉚ 冷えが強い時の下痢に．

ワンポイントアドバイス

下痢が続く時は体を温めるジャガイモスープなどがおすすめです．普段から胃腸が弱く疲れやすいペットにはキャベツのスープで胃を丈夫にし，水分代謝を良くすると体質が改善されます．腸内フローラを安定させるために株式会社SOPHIAのフローラケアなど乳酸菌製剤の併用もおすすめです．

❶ ST25 天枢（てんすう）

臍と腹直筋の中間点（両側）

❷ BL25 大腸兪（だいちょうゆ）

正中の両側，第４・第５腰椎の間のくぼみ

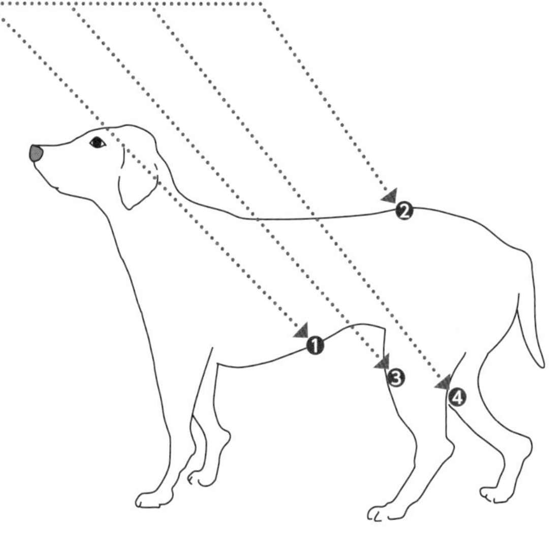

❸ ST36 足三里（あしさんり）

後肢の外側，膝のすぐ下で脛骨と腓骨の間

❹ SP9 陰陵泉（いんりょうせん）

後肢の内側，膝のすぐ下の脛骨近くにあるくぼみ

ワンポイントアドバイス

一口に下痢といっても原因は様々です．検査をして，寄生虫や細菌・ウイルス性の下痢であれば西洋薬をメインに治療を行います．夏場では冷房の効いた部屋で過ごす，冷たい水や食べ物の摂取で起こることもあるため「冷え」には注意が必要です．

便秘

便秘がつづく

腹痛を伴う便秘

あわせてのむなら

潤腸湯（じゅんちょうとう） 51 or **麻子仁丸**（ましにんがん） 126 シニアや胃腸が弱いペット向け．

小建中湯（しょうけんちゅうとう） 99 甘くて食べやすい．下剤をいやがる体が弱いペット向け．

防風通聖散（ぼうふうつうしょうさん） 62 お腹が張っている時に．

ワンポイントアドバイス

お腹の調子を整えるためには食事を決まった時刻にする，適度な運動，日頃からお腹が張っていないかを確認しながら腹部のマッサージをしてあげることが大切です．お腹を時計まわりで撫でたり，横隔膜あたりから後肢の付け根に向かって撫でおろすことも効果的です．

❶ BL25 大腸兪（だいちょうゆ）

正中の両側，第４・第５腰椎棘突起の間

❷ BL26 関元兪（かんげんゆ）

正中の両側，第５・第６腰椎棘突起の間

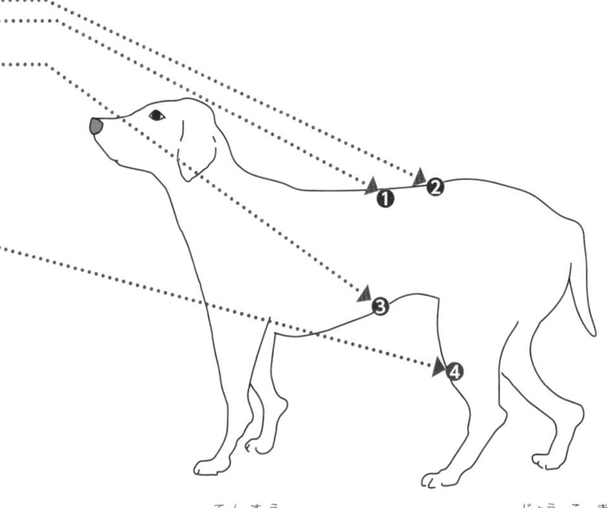

❸ ST25 天枢（てんすう）

臍と腹直筋の中間点（両側）

❹ ST37 上巨虚（じょうこきょ）

後肢の外側，膝のすぐ下にある足三里（あしさんり）と豊隆（ほうりゅう）の間

ワンポイントアドバイス

消化機能は生活リズムの乱れや環境の変化で簡単に崩れてしまいます．特に警戒心が強い，神経質なペットはストレスがかかると動かなくなり，トイレにも行けず，便秘やおならが増えます．便秘やおならが多くなるとストレスも増えるため，鍼灸やマッサージで胃腸の流れを良くすると，同時にリラックス効果も得られます．

膵炎

胃の不快感や不安を伴う

痛みが強い

中脘(ちゅうかん)＋足三里(あしさんり)をあわせてマッサージすると痛みの緩和に効果的.

腹痛・水溶性の下痢がある

あわせてのむなら

柴胡桂枝湯(さいこけいしとう) ⑩ 急性膵炎の時に.

六君子湯(りっくんしとう) ㊸ 慢性膵炎の時に.

ワンポイントアドバイス

膵炎を繰り返さないために日頃からスキンシップをかねてマッサージをして，各臓器の機能を UP させることが予防につながります．また，膵炎の罹患後には体の筋肉がこわばるため，筋肉の動きを良くする鍼灸治療はとても有効です．下痢，嘔吐時は脱水に気をつけて水分摂取も促します．

❶ PC6 内関（ないかん）

前肢の第 1 指の付け根から肉球 3 個分あたり

❷ CV12 中脘（ちゅうかん）

みぞおちと臍の間の中央

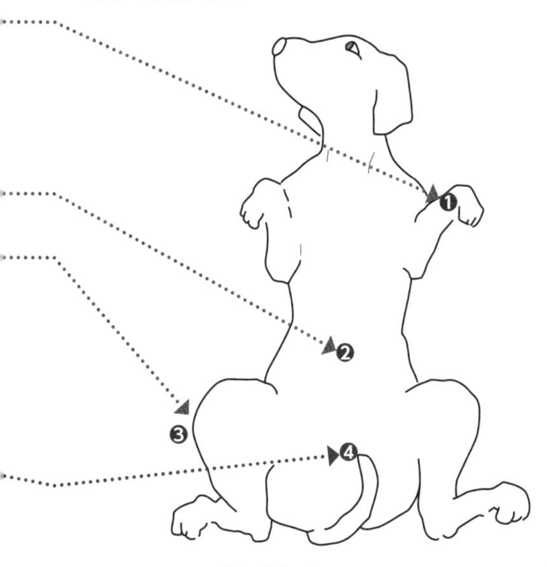

❸ ST36 足三里（あしさんり）

後肢の外側，膝のすぐ下で脛骨と腓骨の間

❹ CV4 関元（かんげん）

腹の内側で臍の下

ワンポイントアドバイス

膵炎では痛みを強く感じ，下痢や嘔吐を繰り返し起こします．同時に筋肉の緊張により体力も消耗します．膵炎を何度も繰り返すと慢性膵炎になってしまうため，体質改善が必要です．日常生活ではストレスや高脂肪食を避けてもらい，食事にキャベツやささみを摂ります．お腹の張りや倦怠感を改善するきくらげなどをトッピングするのもおすすめです．

猫下部尿路疾患（FLUTD）

【FLUTD：猫の膀胱から尿道に起こる病気の総称】

結石症

特発性膀胱炎

三陰交を刺激すると気持ちを落ち着かせる効果もあります.

あわせてのむなら

五淋散 56 ファーストチョイス. 無菌性, 神経性の場合や冷えやがまん, ストレスがきっかけでくり返しやすいタイプのペットに.

＊菊池里奈：日本獣医麻酔外科学雑誌 51 (2)：29-35, 2020

ワンポイントアドバイス

膀胱炎の時にマッサージを行う際は膀胱やその周辺は触らず, 後肢のアキレス腱起始部あたりにある復溜を 10 秒間軽く押し, 炎症を緩和させます. リラックスできる環境で行うこと, ペットが嫌がるようであれば無理に行わないことが大切です. 細菌感染の膀胱炎では抗生剤を併用します. 頻尿や血尿が続く場合はまずは受診することが大切です.

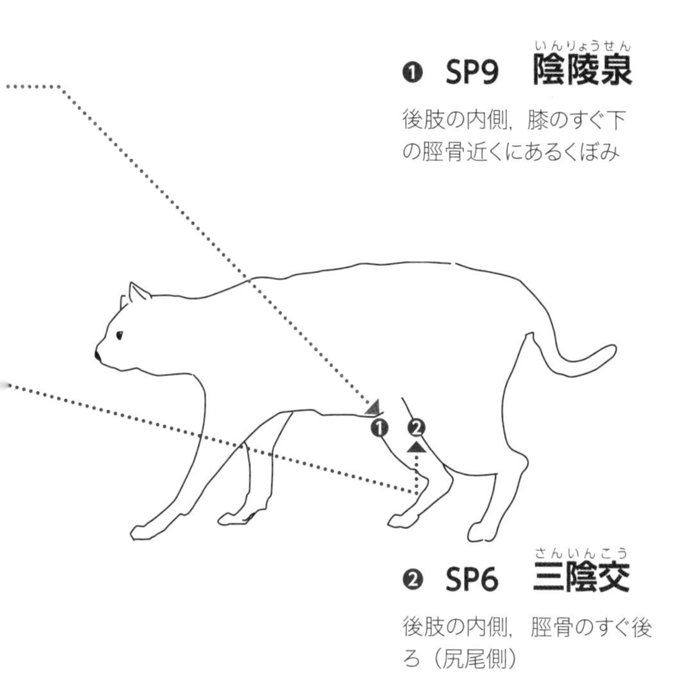

❶ SP9 陰陵泉（いんりょうせん）

後肢の内側，膝のすぐ下の脛骨近くにあるくぼみ

❷ SP6 三陰交（さんいんこう）

後肢の内側，脛骨のすぐ後ろ（尻尾側）

ワンポイントアドバイス

尿管閉塞治療のSUB systemは2020年に超音波ガイド下でのSUB設置が猫の尿管閉塞に対して有効という発表がありました*．SUB systemを行っている動物病院は少ないですが，実績のある動物病院が増えることを願っています．泌尿器疾患では後肢が硬い，四肢が冷たい猫が多くみられます．補助として鍼灸，レーザー治療は有効です．

おしっこトラブル

排尿リズムを整える

尿を出しにくそうにしている

陰陵泉(いんりょうせん)に追加して血行を改善させる三陰交(さんいんこう)を刺激すると効果が UP します．

あわせてのむなら

柴苓湯(さいれいとう) 114 食欲不振や残尿感がある時に．

猪苓湯(ちょれいとう) 40 血尿や排尿痛がある時に．

＊三村朋也：日本補完代替医療学会学術集会抄録集：13，2017★

ワンポイントアドバイス

おむつを利用する場合，ペットにもプライドがあるため，急に着けると嫌がる場合があります．一方，おむつの利用が考えられる場合は早めの導入が必要です．また，おむつをつけっぱなしにしていると包皮炎や褥瘡が気づかないうちに悪化することもあるため，お尻周りの毛刈りや排泄後のケアなどを丁寧に行い，清潔を保ちましょう．

❶ BL28 膀胱兪（ぼうこうゆ）

正中の両側，第2・第3
腰椎棘突起の間

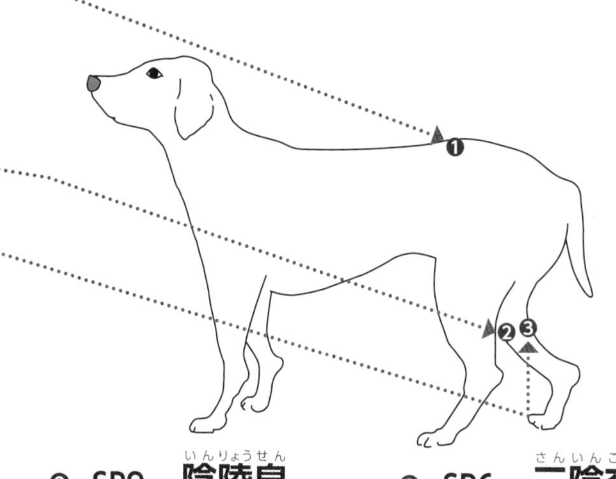

❷ SP9 陰陵泉（いんりょうせん）

後肢の内側，膝のすぐ
下の脛骨近くにあるく
ぼみ

❸ SP6 三陰交（さんいんこう）

後肢の内側，脛骨の
すぐ後ろ（尻尾側）

ワンポイントアドバイス

関節炎や筋肉量低下によるサルコペニアでも排尿困難になります．四肢に力が入らず排泄時に倒れたり失禁することが増え，飼い主の負担も大きくなります．そのため私（香月）は漢方薬や鍼灸をメインに理学療法，運動療法，食事療法，サプリメント（特にサルコペニアに有用なプラセンタ*）で治療します．

腎不全

尿もれ

後肢や腰に力が入らず尿もれがある時に試してみて下さい．

動くとすぐに疲れる

棒灸で温めると腎機能が整えられます．
犬でも猫でも効果的です．

あわせてのむなら

八味地黄丸（はちみじおうがん） ⑦ 頻尿，失禁が多い時に．

JBP プラセンタ EQ シリーズ（株式会社日本生物製剤）

＊1 清水無空：比較統合医療学会誌 25（1）：1-11，2017
＊2 山口真紀子：比較統合医療学会学術大会抄録集 21：76，2018

ワンポイントアドバイス

腎機能低下により貧血や高血圧症状だけでなく四肢の筋肉が落ち，歩行困難や排尿困難が生じて鍼灸治療を頼るペットをよくみます．腎臓を保護して病気の進行を遅延する目的で鍼灸治療にオゾン療法を組み合わせて行うこともあります[*1]．

❶ BL23 腎兪(じんゆ)

正面の両側，第２・
第３腰椎棘突起の間

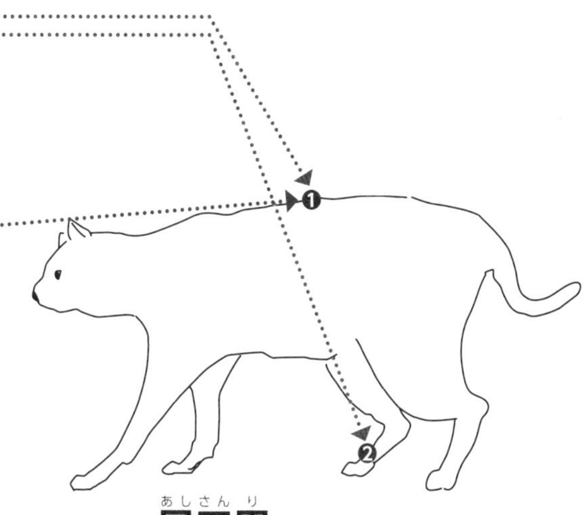

❷ ST36 足三里(あしさんり)

後肢の外側，膝のすぐ
下で脛骨と腓骨の間

ワンポイントアドバイス

腎不全で状態が悪い犬に対して水素吸入を行い QOL が改善したという報告があります*2．私（香月）も状態の悪い犬に水素吸入を実施したところ，頭や前肢を動かそうとしたり，表情が出るなど明らかな改善傾向がみられた例を体験したことがあります．

糖尿病

多飲多尿・口渇

過食・消化不良

胃腸が弱い・
後肢が弱っている

八味地黄丸(はちみじおうがん) 7 多飲多尿がある時に.
白虎加人参湯(びゃっこかにんじんとう) 34 口渇がある時に.
牛車腎気丸(ごしゃじんきがん) 107 しびれがある時に.

あわせてのむなら

ワンポイントアドバイス

糖尿病のペットは疲れやすいので鍼灸治療やマッサージは1日か2日に1回，1つのツボを刺激する程度にとどめます．鍼灸治療ではお灸の効果発現に時間がかかるため，鍼治療からスタートします．また猫の糖尿病では歩行時にかかとが地面にベタっとつくことがあるので注意してみて下さい．

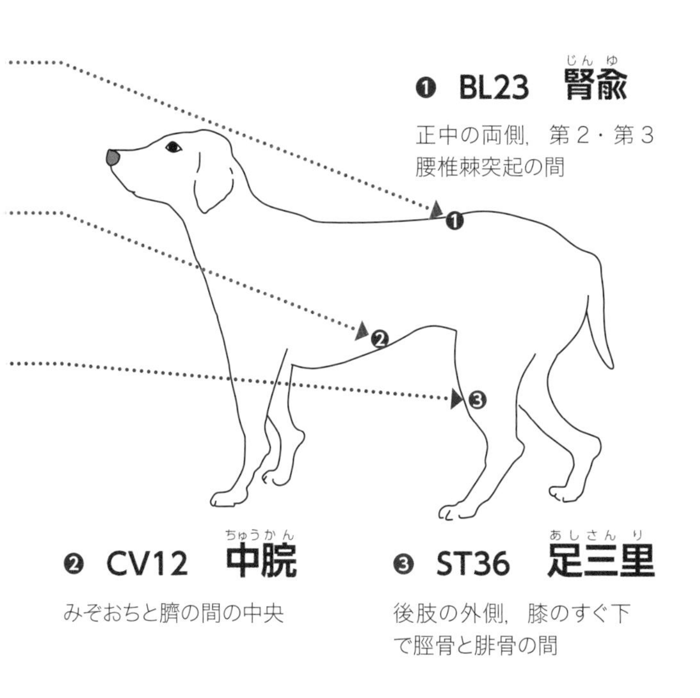

❶ BL23 腎兪(じんゆ)

正中の両側，第2・第3腰椎棘突起の間

❷ CV12 中脘(ちゅうかん)

みぞおちと臍の間の中央

❸ ST36 足三里(あしさんり)

後肢の外側，膝のすぐ下で脛骨と腓骨の間

ワンポイントアドバイス

糖尿病の治療は西洋学的な治療がメインとなります．特に犬の糖尿病ではインスリン依存性糖尿病が多いため，インスリン投与の治療が必要になります．口渇や多尿，食欲の改善には漢方薬や鍼灸の併用でペットの QOL を上げます．肥満傾向の猫の場合，代謝 UP や循環改善のツボも刺激して症状悪化を予防します．

あしの関節痛

前肢の痛み

三陽絡＋外関をあわせて刺激すると効果的です.

後肢の痛み

どちらも膝の痛みに効きます．足三里は後肢のリウマチや麻痺にも効果があります.

あわせてのむなら

芍薬甘草湯 68 筋肉の緊張・つっぱりがある時に.

当帰芍薬散 23 血行を改善してつっぱりをとる.

JBP プラセンタ EQ シリーズ
（株式会社日本生物製剤）

ワンポイントアドバイス

シニアのペットは筋肉が落ちて首や尻尾が下がりやすくなるため腰や四肢への負担が増えます．犬のほうが歩行異常がわかりやすいですが，猫もジャンプ力が加齢とともに衰えます．寒い日は米ぬかカイロで肢を温めたり，さするなどのマッサージを併用して筋肉を緩めてあげると肢の動きが良くなります.

❶ TE8 三陽絡（さんようらく）

前肢の後ろ側，陽池（ようち）（第4・第5指の骨の間を手首に向かってたどりつくくぼみ）から少し上

❷ TE5 外関（がいかん）

前肢の後ろ側で陽池（ようち）の上

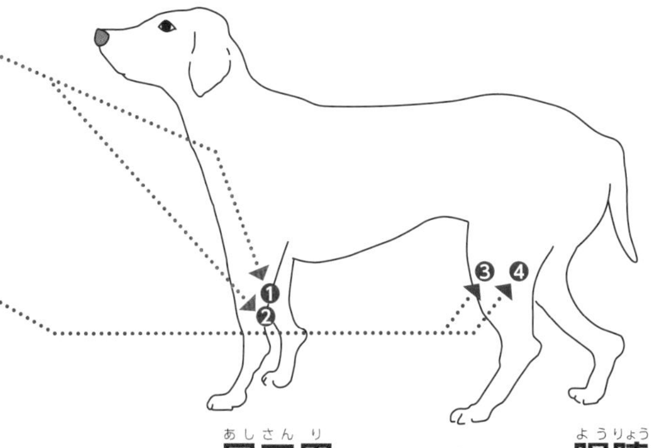

❸ ST36 足三里（あしさんり）

後肢の外側，膝のすぐ下で脛骨と腓骨の間

❹ GB34 陽陵泉（ようりょうせん）

後肢の外側，腓骨頭の前面のすぐ下（膝の外側にある骨の出っ張りの下のくぼみ）

ワンポイントアドバイス

関節が痛いと無意識に楽な姿勢をとることが増え，筋肉の使い方が変わることで筋肉のつき方が変わり，関節や骨のゆがみが生じます．そのため痛みはできるだけ早期に発見し対処する必要があります．しかし，飼い主が気づかないことも多いので，活動性の低下や食欲不振，震えがあり体がこわばっている場合には早めの受診をすすめます．

肩・腰の痛み

肩の強い痛み

肩髃(けんぐう)＋肩髎(けんりょう)はくるくると円を描くようにしてマッサージをするのみにしましょう.

腰の強い痛み

腎兪(じんゆ)は股関節痛，腎兪(じんゆ)・大腸兪(だいちょうゆ)は腰のだるさにも効きます.

あわせてのむなら

牛車腎気丸(ごしゃじんきがん) 107 腰の後肢の痛み，尿量が少ない時に.

JBP プラセンタ EQ シリーズ
（株式会社日本生物製剤）

ワンポイントアドバイス

腰痛時は腰が下がり，排泄や起立・座位がうまくできず，動くことを嫌がったり，明らかに表情が曇っているペットが多い印象を受けます．鍼灸をして一番効果を実感するのがこの時かもしれません．治療前後でぜひ，ペットの表情，歩行・起立・座位・横向き姿を撮影し比較してみてください.

❶ LI15　肩髃（けんぐう）

肩峰と上腕骨頭の間で
肩関節の前方のくぼみ

❷ TE14　肩髎（けんりょう）

肩峰と上腕骨頭の間で
肩関節の後方のくぼみ

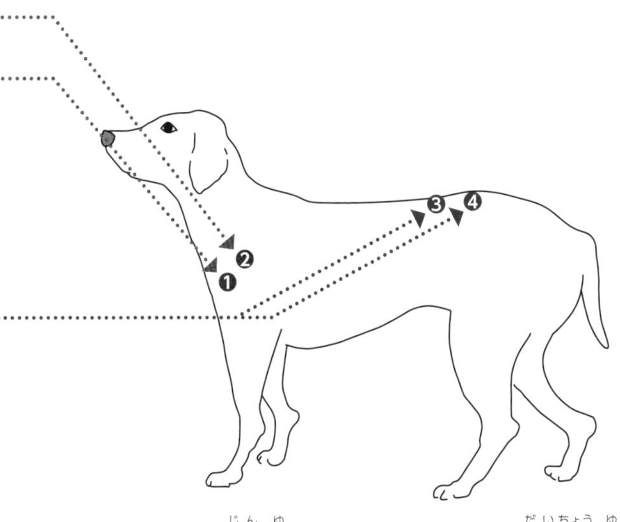

❸ BL23　腎兪（じんゆ）

正中の両側，第 2・
第 3 腰椎棘突起の間

❹ BL25　大腸兪（だいちょうゆ）

正中の両側，第 4・第
5 腰椎棘突起の間

ワンポイントアドバイス

肩の治療時の姿勢はペットの前肢が鼻先より前にくるようにし，肩髃（けんぐう），肩髎（けんりょう）のあたりを鍼で刺激したり，軽く指圧したりします．慣れない時は円を描くようにくるくるとやさしくマッサージをします．硬直が強い場合は無理に屈曲しないようにしましょう．

椎間板ヘルニア・脊髄損傷性疾患

痛み・麻痺がある

歩きにくい・
歩き方がおかしい

関節の痛み・
尿をだしにくい

疎経活血湯（そけいかっけつとう） 53 血流改善で痛みを抑制．苦味あり．

JBP プラセンタ EQ シリーズ
（株式会社日本生物製剤）

あわせてのむなら

＊中山久仁子：日本伝統獣医学会誌 21（1）：8-15，2013
　清水無空：比較統合医療学会学術大会抄録集 20：81-89，2017

ワンポイントアドバイス

軽症であれば，鎮痛剤や安静にすることで症状も落ち着いてきますが，痛みが強いと動けなくなり，嘔吐や便秘などの消化器疾患，膀胱炎などの泌尿器疾患を起こしやすくなります．漢方薬やツボを刺激するなどして全身の血液循環を改善し，痛みを緩和します．循環が改善すると筋肉も柔らかくなるため体を動かすことが楽になります．

❶ BL20 脾兪（ひゆ）

正中の両側，第12・第13胸椎棘突起間の外側

❷ BL23 腎兪（じんゆ）

正中の両側，第2・第3腰椎棘突起の間

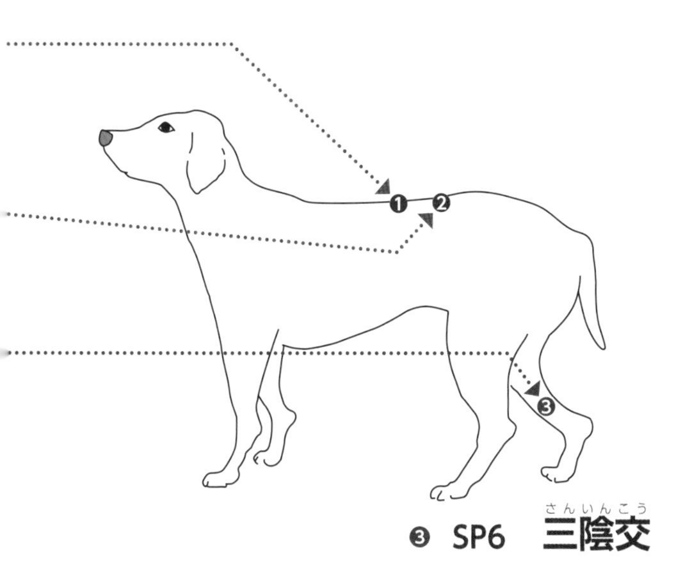

❸ SP6 三陰交（さんいんこう）

後肢の内側，脛骨のすぐ後ろ（尻尾側）

ワンポイントアドバイス

特に四肢麻痺がある場合，電気鍼での刺激やオゾン療法を併用すると効果がいっそう高まります．またプールなどの運動療法や理学療法を取り入れていくことでも回復が早まります*．術後だけでなく，術前から漢方・鍼・レーザーを取り入れることで麻痺や痛みの軽減につながります．

環椎軸椎不安定症

【環椎軸椎不安定症：第１・２頸椎間が不安定になり，脊髄が圧迫されて起こる疾患】

前肢の痛み・しびれ

あわせてのむなら

疎経活血湯（そけいかっけつとう） **53**

JBP プラセンタ EQ シリーズ
（株式会社日本生物製剤）

ワンポイントアドバイス

頭を触られるのを嫌がったり，悲鳴を上げるくらい激痛の場合もあるため，西洋薬で疼痛コントロールをし，コルセットで頸部を固定することが必要な場合もあります．**マッサージも患部は避けましょう**．鍼灸やツボ押しでは孔最（こうさい）や外関（がいかん）を刺激し，前肢のしびれや痛みを改善させます．

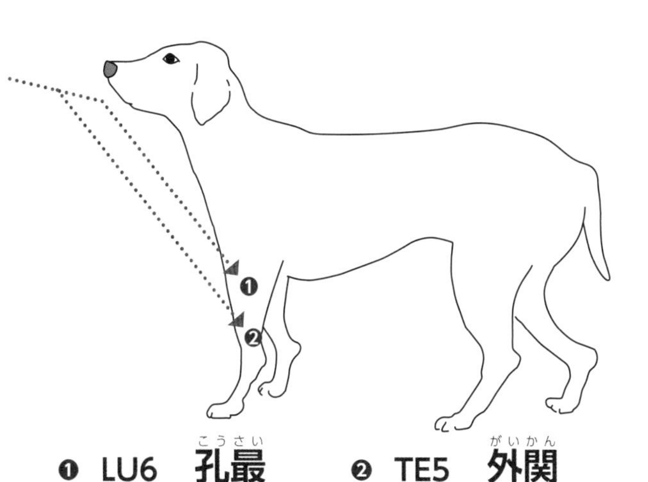

❶ LU6 孔最（こうさい）

前肢の手根関節と肘関節の間で橈骨と尺骨の間

❷ TE5 外関（がいかん）

前肢の後ろ側で陽池（第４・第５指の骨の間を手首にむかってたどりつくくぼみ）の上

ワンポイントアドバイス

少しの刺激や振動でも気にして眠れない場合，クッション（株式会社ヒューベスのRAKU² がおすすめ）で挟み込むようにするか，介護マットで寝かせます．私（香月）は鍼灸治療やCCLT，オゾン療法で痛みを取り除き，副交感神経優位になるよう配慮しています．

馬尾症候群（変性性腰仙椎狭窄症）

【馬尾症候群：腰仙椎の狭窄，不安定などにより馬尾神経が圧迫されて起こる疾患】

腰痛・股関節痛・尿・便失禁がある

腰のだるさ・便秘や下痢がある

腰痛・後肢の痛みと麻痺

あわせてのむなら

疎経活血湯（そけいかっけつとう）53

JBP プラセンタ EQ シリーズ（株式会社日本生物製剤）

ワンポイントアドバイス

馬尾症候群（変性性腰仙椎狭窄症）では腰痛や後肢の痛み・麻痺，尿失禁・便失禁を起こす場合もあります．尻尾が下がっている時に，尻尾を勢いよく上げたり，尻尾の付け根を無理にマッサージはせず，痛がらない部分からツボを鍼で刺激します．腰痛には腎兪（じんゆ）の他に委中（いちゅう）や三陰交（さんいんこう）なども刺激して血行をよくし，肢や腰の動きを良くします．

❶ BL23 腎兪（じんゆ）

正中の両側，第 2・第 3
腰椎棘突起の間

❷ BL25 大腸兪（だいちょうゆ）

正中の両側，第 4・第 5
腰椎棘突起の間

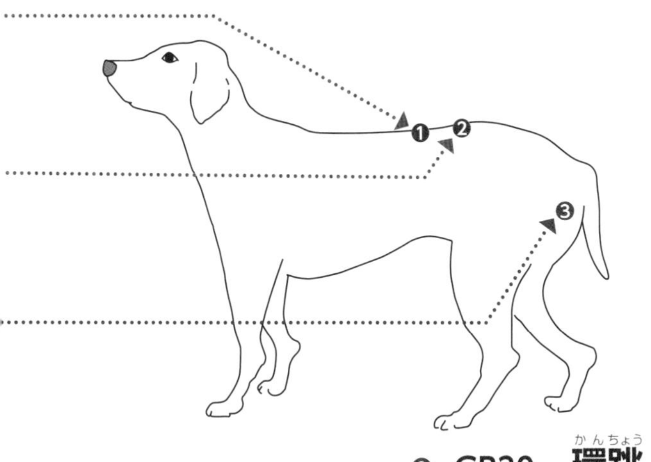

❸ GB30 環跳（かんちょう）

大腿骨大転子の後ろで下
部のへこんだところ

ワンポイントアドバイス

腰から後肢，尻尾を触ると嫌がり，体が冷えている場合は棒灸で温めると触りやすくなることもあります．体が冷えていない場合，キセノンや CCLT を利用すると筋肉がとても柔らかくなり，ペットの表情も柔らかくなって鍼灸治療もしやすくなります*．

＊鷲巣　誠：比較統合医療学会学術大会抄録集 62：29，2018

変性性脊髄症

【変性性脊髄症：麻痺が徐々に進行していく原因不明の慢性神経疾患】

腰のふらつき・後肢を交差して歩く・麻痺がある

排便困難

あわせてお腹や肛門周囲のマッサージも行うと効果的です．

排尿困難

あわせてのむなら

アニミューン®（株式会社 HACHI）
JBP プラセンタ EQ シリーズ（株式会社日本生物製剤）

ワンポイントアドバイス

ウェルシュ・コーギーに多くみられ，痛みは伴わずにゆっくり進行します．治療法はなく，腰のふらつきや両肢に力が入らず起立歩行困難，いずれは呼吸障害も起こします．介護の負担を考えて，ペットの QOL を落とさないよう早めに車いすの導入や，家族との時間を幸せに過ごすことを目標にプールで肢を動かしたり，鍼灸やマッサージを行います．

❶ BL23 腎兪（じんゆ）

正中の両側，第2・第3腰椎棘突起の間

❷ BL25 大腸兪（だいちょうゆ）

正中の両側，第4・第5腰椎棘突起の間

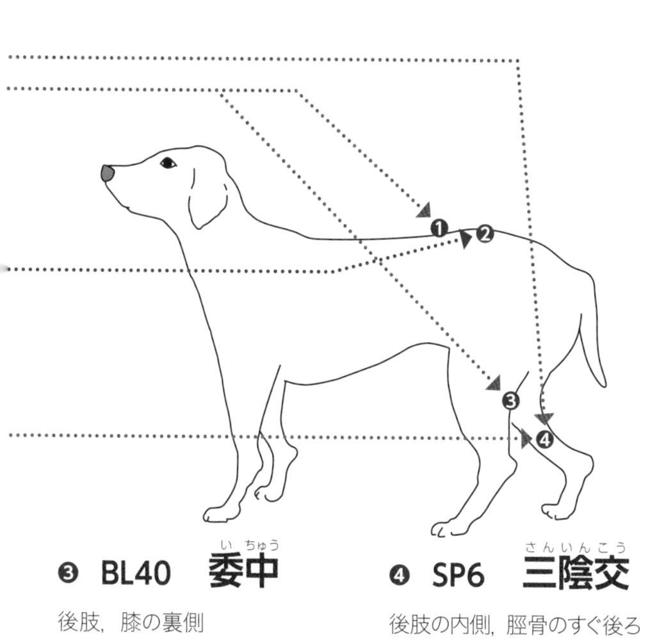

❸ BL40 委中（いちゅう）

後肢，膝の裏側

❹ SP6 三陰交（さんいんこう）

後肢の内側，脛骨のすぐ後ろ（尻尾側）

＊Kobayashi Y., et al：Vet Sci 8（9）：192，2021

ワンポイントアドバイス

進行性の非可逆的な疾患のため，後肢麻痺が始まるころには介護クッション（株式会社ヒューベスのRAKU²がおすすめ）などの導入を検討します．飼い主がペットを移動させる時の負担軽減や褥瘡予防，呼吸筋麻痺による呼吸障害の症状の軽減にも役立ちます．また，クルクミン（ウコン）の神経変性抑制作用が2021年に報告されました＊．

かゆみ・炎症

かゆみが強い

血行を改善してホルモンバランスを整えます．
アレルギー性皮膚炎にも効果があります．
痂皮がある時は三陰交をあわせると効果が上がります．

炎症がひどい

炎症を抑えて抵抗力を高くします．湿疹やアトピー性皮膚炎にも効きます．

あわせてのむなら

温清飲 57 皮膚がカサカサしてかゆい時に．

黄連解毒湯 15 かゆみがひどくイライラがある時に．

消風散 22 炎症がひどくじゅくじゅくしている時に．

越婢加朮湯 28 じゅくじゅくとして強いかゆみがある時に．

荊芥連翹湯 50 化膿がある時に．

ワンポイントアドバイス

年齢が若いうちに皮膚炎を起こした場合，できる限り漢方薬や鍼灸で体に負担をかけたくないと希望する飼い主が近年増えてきました．皮膚炎を繰り返さないためには体質の改善を行う必要があります．体質改善には根気と忍耐力が必要だということを飼い主によく理解してもらうことが大切です．

❶ GB20　風池（ふうち）

後頭部の中央のくぼみと両耳の後ろの骨の間（2ヵ所）

❷ SP10　血海（けっかい）

後肢の膝蓋骨の内側のすぐ上のくぼみ

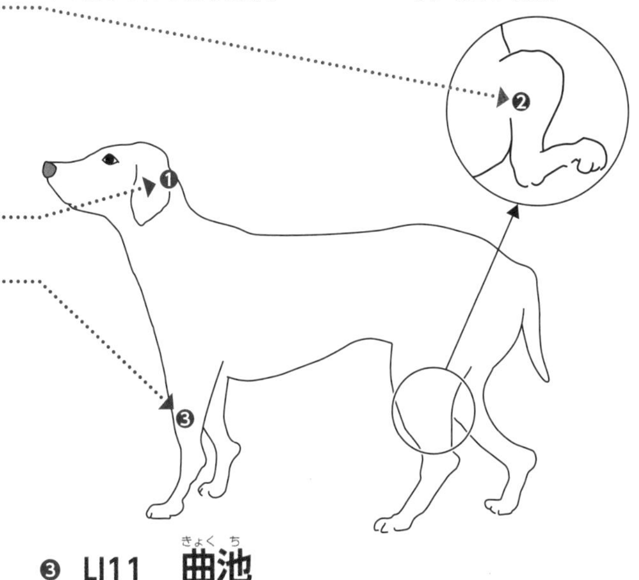

❸ LI11　曲池（きょくち）

前肢の肘を曲げてできるシワの一番外側

ワンポイントアドバイス

かゆがるペットの場合，患部を引っ掻く，咬む，こするなどして患部が自壊しやすくなります．二次感染すると治療に時間がかかり，西洋薬の治療も必要になってきます．皮膚を清潔に保ち，湿温度管理，栄養のバランスが良い食事と十分な水分摂取，適度な運動や十分な睡眠など，ストレスが少ない生活を心がけることが大切です．

爪が割れやすい・肉球がかさかさしている

肉球は矢印の向きにもみ，下肢は肢先に向かってくるくるとさすると効果的です．

あわせてのむなら

十全大補湯（じゅうぜんたいほとう） 48 栄養のある血液を全身に巡らせて爪と肉球を強くする．

潤華（じゅんか）（イスクラ産業株式会社）

ワンポイントアドバイス

爪が割れやすい，縦筋が入っているなど，爪切りをする際に爪の変化に気づくことがあります．原因は精神的・身体的ストレス，血行不良や血液の状態悪化による栄養不足，乾燥などです．丈夫な爪にするために血液循環を改善して栄養が爪に行き届くようにします．

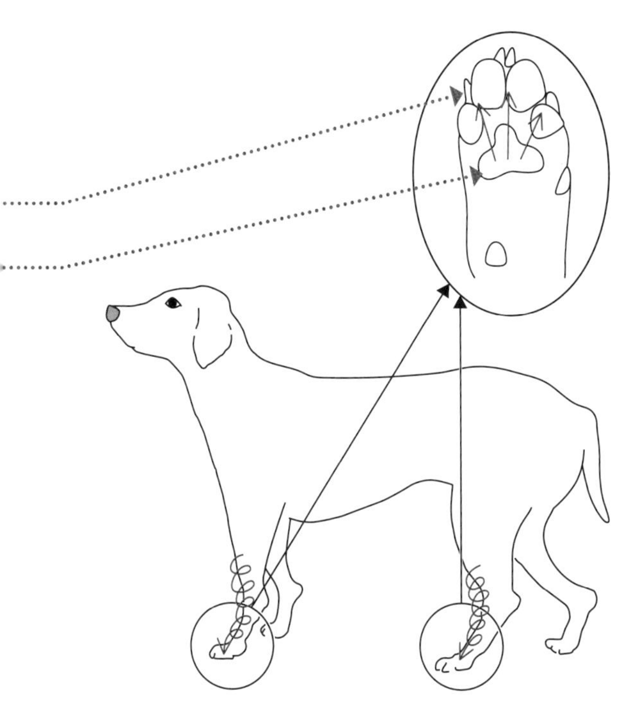

爪の付け根・肉球

ワンポイントアドバイス

肉球はジャンプや歩行時の衝撃を吸収するクッションの役割を果たしています．肉球が乾燥や血行不良でカサカサになると，異物がつまったり，割れたり，けがをしてしまいます．ケア用品や株式会社 SOPHIA のプロテクト電解水などを用いてモチモチの肉球にし，けがを予防しましょう．

脳梗塞・脳出血の後遺症

前肢に麻痺がある

後肢の痛み・つっぱり

足首の動きが悪い

あわせてのむなら

アニミューン®（株式会社 HACHI）

芍薬甘草湯（しゃくやくかんぞうとう） 68

ワンポイントアドバイス

脳梗塞などにより脳機能障害が起こり，片側麻痺で嚥下困難，半身不随になり，寝たきりの生活を送るペットも多くみられます．その際も鍼灸は有効な治療法の1つです．前肢・後肢が硬直している場合はいきなり曲げたりせず，さすったり，鍼で筋肉や関節の動きをスムーズにしてからマッサージ，足の曲げ伸ばしなどのストレッチを行うと効果的です．

88002-892 JCOPY

❶ LU5　尺沢（しゃくたく）

前肢の肘を曲げてできる
しわの橈骨側のくぼみ

❷ PC6　内関（ないかん）

前肢の第1指の付け根
から肉球3個分あたり

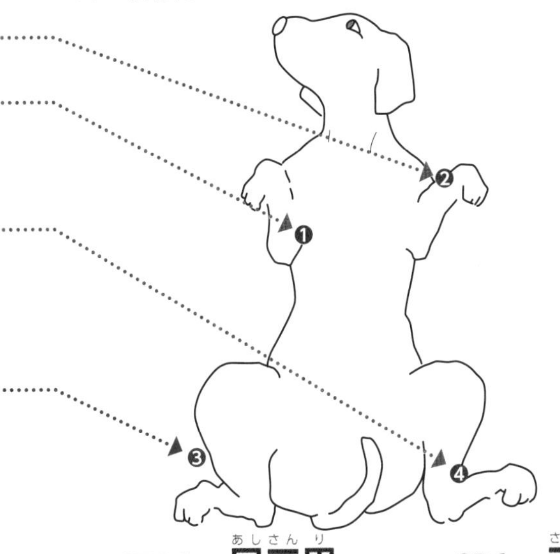

❸ ST36　足三里（あしさんり）

後肢の外側，膝のすぐ
下で脛骨と腓骨の間

❹ SP6　三陰交（さんいんこう）

後肢の内側，脛骨の
すぐ後ろ（尻尾側）

ワンポイントアドバイス

片側麻痺のペットの介護で悩まれている方が毎年「やっとたどりついた」といって私（香月）の病院を受診されます．腫瘍がない場合は鍼灸治療を，腫瘍がある場合は漢方薬やCCLT，キセノン，オゾン療法を利用して治療を行っています．これにより，寝たきりから歩けるようになったペットがたくさんいます．

けいれん・てんかん発作

発作が起きている時

人中（じんちゅう）＋頭百会（あたまひゃくえ）で発作時の症状を緩和します．

てんかん症状を減らしたい

あわせてのむなら

柴胡加竜骨牡蛎湯（さいこかりゅうこつぼれいとう）  西洋薬と併用してください．

＊1 Wu L.：Jiangsu Zhongyiyao 50（2）：82-85, 2018
＊2 遠藤麻里：比較統合医療学会学術大会抄録集：30, 2017

ワンポイントアドバイス

発作後は筋肉がこわばり，歩行がおぼつかなくなることが多く，シニアのペットでは筋力低下につながります．また西洋薬が効きすぎてぼんやりするケースもみられます．多量の西洋薬を服用しなくても良いように漢方薬や鍼灸などを利用することが発作の予防にもつながります．カンナビジオール(CBD)＊2も有用と報告されています．

❶ GV26 人中（じんちゅう）

鼻と上唇の間の溝

❷ GV20 頭百会（あたまひゃくえ）

目の中間と左右の耳の
交差点

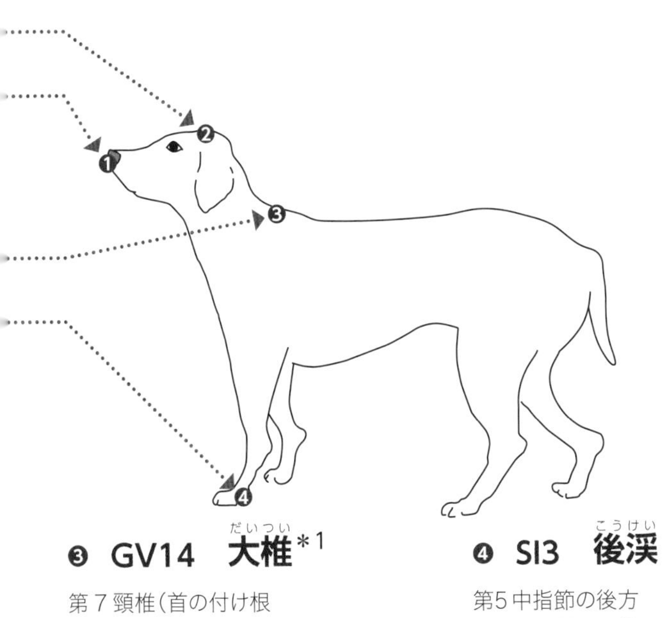

❸ GV14 大椎（だいつい）*1

第 7 頸椎（首の付け根
にとびでた骨）と第 1
胸椎棘突起の間

❹ SI3 後渓（こうけい）

第5 中指節の後方
で前肢の前面と後
面の境目

ワンポイントアドバイス

湿度や気圧の変化でけいれんを起こすペットもいます．また，いわゆる三寒四温（立春を過ぎ，寒い日と暖かい日が何日か交互に繰り返す）が続く時期には自律神経が乱れ，てんかん発作が起こりやすくなります．予防的に漢方薬の服用やツボを刺激することで発作回数を減らせる可能性があります．

特発性顔面神経麻痺

まばたきができない

さらに攅竹(さんちく)＋太陽(たいよう)＋四白(しはく)で目の症状が改善します．置鍼が難しい時は円を描くようにマッサージを頻回に行ってください．

頭痛・めまい

唇が垂れ下がる・耳が動かせない

耳の付け根をマッサージすると脳の血流も改善します．

あわせてのむなら

疎経活血湯(そけいかっけつとう) 53

ワンポイントアドバイス

顔面神経麻痺は表情筋を支配する顔面神経に突然麻痺がおこる原因不明の病気で，まばたきができないため目が乾燥したり，唇が下がって食事がうまく摂れなくなります．拘縮の軽減には筋緊張を緩和する目的で鍼灸や顔マッサージを行います．できるだけ早期発見し，頻回の電気鍼治療や置鍼，顔のマッサージで改善をめざします．

❶ GB14 陽白（ようはく）

目の周りを囲んでいる骨の上，上眼瞼上部のやや外側

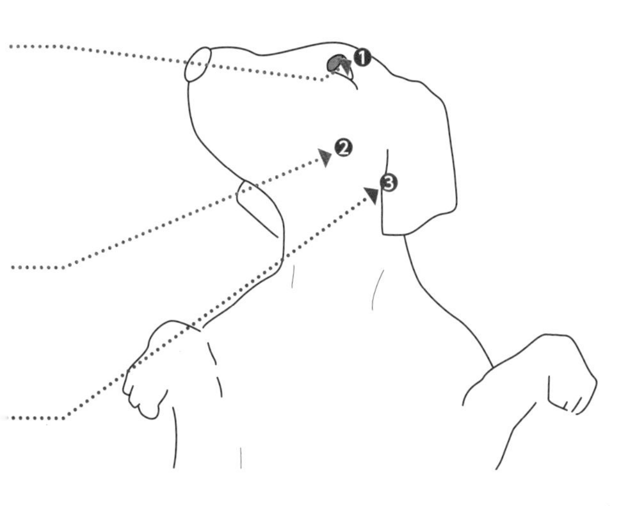

❷ ST7 下関（げかん）

頬骨のいちばん下の端

❸ TE17 翳風（えいふう）

耳の真下で乳様突起（にゅうようとっき）（骨のでっぱり）と下顎の間

ワンポイントアドバイス

涙腺分泌不足による乾性角結膜炎では目の周りを目頭から目じりにかけて上下の瞼を優しくマッサージしてください．特発性ではないですが，コッカー・スパニエルやジャーマン・シェパードなど外耳炎の好発犬種では中耳炎由来の顔面神経麻痺も加味して，外耳炎で受診の際は耳の奥や顔面神経の反射を確認します．

無駄吠え・パニック

内関(ないかん)は特に呼吸を深くするツボです.
マッサージで血流を改善し，同時にペットとコミュニケーションをとりましょう.

あわせてのむなら

柴胡加竜骨牡蛎湯(さいこかりゅうこつぼれいとう) ⑫ 不安が強い，不眠時に.

加味帰脾湯(かみきひとう) ⑬⑦ 虚弱体質でイライラしやすいペット向け.

ワンポイントアドバイス

一般的に「脈を診る」というと，人では手首，ペットでは胸部に聴診器を当てて心臓の心拍をとるイメージですが，東洋医学ではペットの大腿部にある股動脈(こどうみゃく)に指をそわせて脈をとります．不整脈の有無だけでなく体全体の状態や異常を確認していきます.

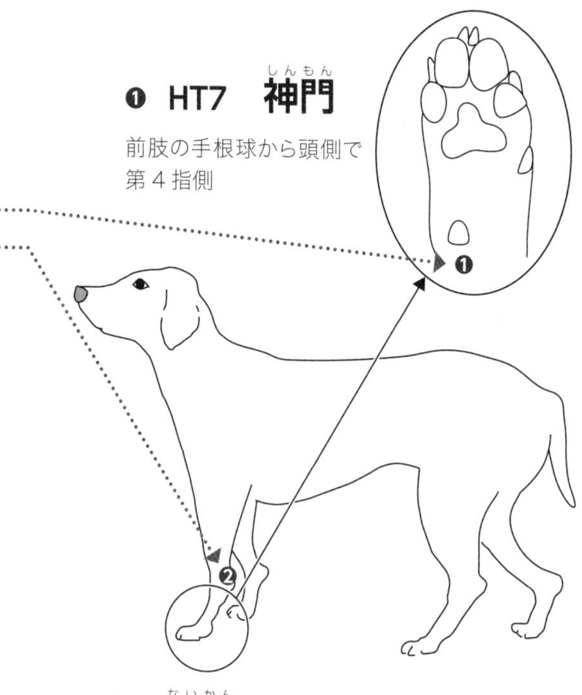

❷ PC6 内関（ないかん）

前肢の内側，手根関節の
少し上あたり

ワンポイントアドバイス

心と体のバランスが崩れると，消化器症状や問題行動が生じやすくなります．第２の脳と呼ばれる腸はストレスにとても敏感です．私（香月）は株式会社 SOPHIA の乳酸菌産生物質や，バイオバンク株式会社の GABA を利用したサプリメントを併用しています．

分離不安症

落ち着かない

不安そうにしている

あわせてのむなら

柴胡加竜骨牡蛎湯（さいこかりゅうこつぼれいとう）⓬

桂枝加竜骨牡蛎湯（けいしかりゅうこつぼれいとう）㉖ 不眠が続く時に.

RB-ペット（バイオバンク株式会社）

落ち着きがない・不眠がある時に漢方薬との併用がおすすめ.

ワンポイントアドバイス

分離不安症が強くなると，自傷・破壊行動などの問題行動が出てきます．環境の変化や持病などのストレスによっても起こりうるため，漢方薬やツボの刺激，サプリメントを利用してみると良いでしょう．ストレスを緩和し，気持ちを落ち着かせてあげることで，症状全体が緩和されることもよくみられます．

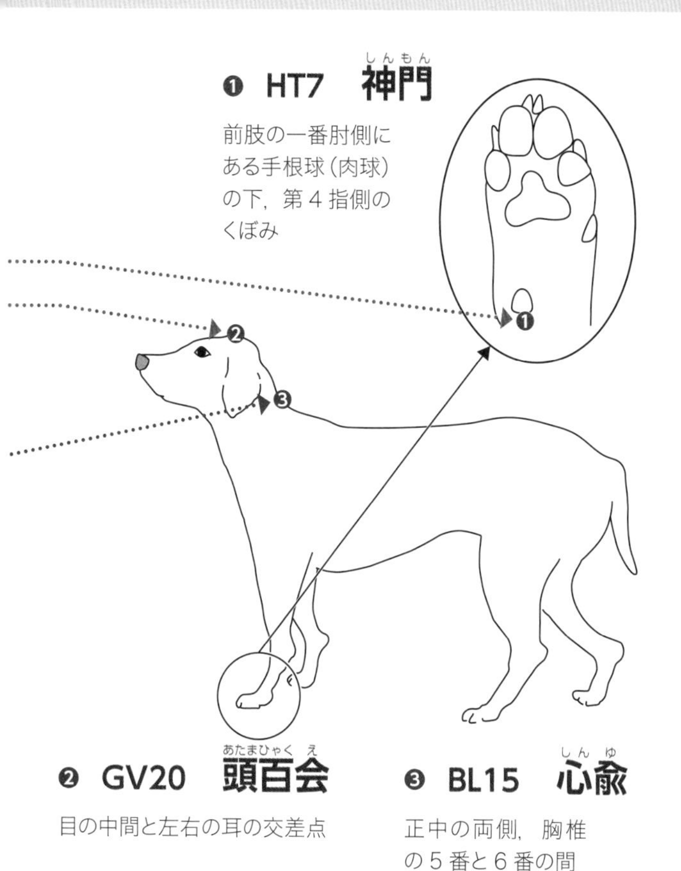

ワンポイントアドバイス

行動診療では家族全員の協力が必要で，ペットに対して同じ関わり方をします．例えば声かけ1つにしても同じタイミングや目の合わせ方をします．おやつ，西洋薬やサプリメントをうまく取り入れて時間をかけて丁寧に行います．根気，忍耐力が必要になります．

認知症

興奮・無駄吠えがある

行動障害がある

あわせてのむなら

抑肝散(よくかんさん) 54 興奮・不安，うつっぽく元気がない時に[*1]．

人参養栄湯(にんじんようえいよう) 108 力・食欲アップ．記憶障害の改善[*2]．

SOPHIA フローラケア（株式会社 SOPHIA）
第 2 の脳，腸内環境をコントロールして脳を活性化する．

＊1 飯島　治：日本伝統獣医学会誌 21（1）：36-37，2013
＊2 佐藤菜名子：日本伝統獣医学会誌 16（1）：57-58，2008
＊3 澤村めぐみ：比較統合医療学術大会抄録集：30-31，2018

ワンポイントアドバイス

ペットの寿命は質の良い食事や獣医療の発展により，年々延びています．一方で高齢化したペットが夜鳴きや徘徊，無駄吠えなどをして一緒に生活する飼い主にとって問題行動となるケースもみられます．特に老化による筋力低下により，うまく起立できずに転倒してしまうと危険なため，筋力低下を予防することは大切です．

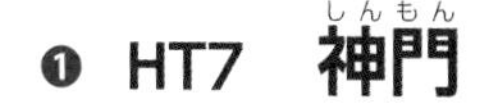

❶ HT7　神門（しんもん）

前脚の一番肘側にある
手根球（肉球）の下，
親指側のくぼみ

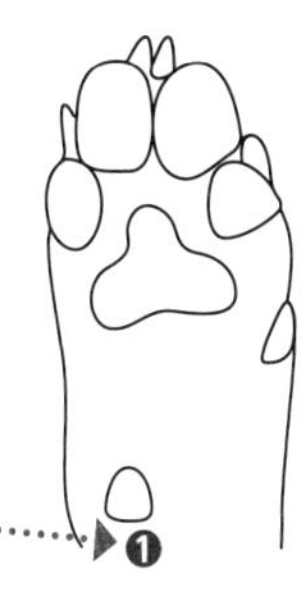

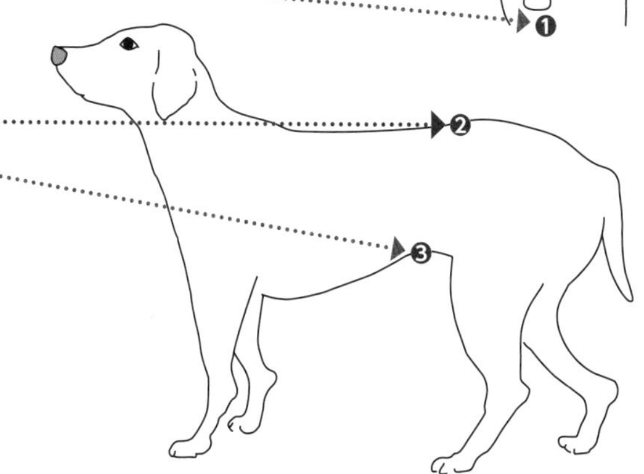

❷ GV4　命門（めいもん）

正中の両側，第 2・第 3 腰椎棘突起の間

❸ CV4　関元（かんげん）

腹の内側で臍の少し下

ワンポイントアドバイス

認知症のペットは昼間寝ていることが多いのですが，徘徊しだすと止まらないため，鍼を刺しづらい時は光刺激の CCLT を利用します．CCLT で表情が良くなり，頭百会（あたまひゃくえ）などを刺激すると歩行や睡眠障害が改善し，活動性の向上が認められたと報告されています*3．

がんを診る人は必ず読んで下さい

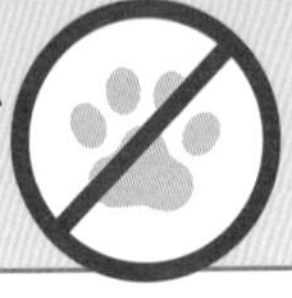

私は獣医腫瘍科認定医（Ⅰ種）を取得し，ふだんは腫瘍（がん）のエキスパートとして全国の動物病院で診療を行っています．鍼灸の専門家ではありませんし，実際に行ってもおりませんが，色々な報告を拝見すると腫瘍の患者に対して行っている医師もいらっしゃるようです．鍼灸をがんに罹患している犬猫に対して行うことは禁忌とされていると聞きますが，私は施術の仕方さえ間違わなければ必ずしも禁忌ではないと考えています．

もちろん腫瘍自体に直接鍼を刺すことは禁忌です．例えば肥満細胞腫などは診断の針生検でもダリエ徴候を引き起こす可能性があります．鍼灸はがんによる痛みの緩和が主な効能です．鍼灸をがん患者に施術するガイドラインも海外の論文ではいくつか報告されています．その論文から抜粋すると，鍼灸治療（刺激）は，いくつかの内因性鎮痛機構を調節し，ノルアドレナリンやセロトニンを介した下行性疼痛抑制や複数の中枢神経系を介して分節をこえた（全身性）鎮痛を生じさせるとされています．鍼灸治療により，β-endorphin, MET-enkephalin, dynorphin を含む多くの内因性物質が放出されることが知られています．また鎮痛性遺伝子発現の変化は持続的な効果に寄与しているとも考えられます．鍼灸治療はセロトニン，オキシトシンと内因性ステロイドなども放出し，それらも鎮痛に関与している可能性があります．さらに鍼灸治療はトリガーポイントを不活化することから特に筋・筋膜性疼痛の治療に有効であるとされています．なお，鍼通電療法は鎮痛および手術中にも応用できるという指摘があります．

3万人を対象とした治療の2つの大規模な前向きコホート研究は，一般的な鍼灸治療は副作用の少ない非常に安全な治療であると示しています．他の前向き研究のレビューでも重篤な有害事象の発生は6件だけであったとしています．鍼灸治療の安全性について，特にがん患者の緩和ケアとして検討したという報告もあります．鍼の単回使用（シングルユース）の普及が血液-骨感染症のリスク軽減につながったとの指摘もあります．

鍼灸治療による一般的なリスクは下記のような診断の遅延もしくは見落とし(従来の西洋医学的診断カテゴリーに基づく)，治療中の症状の悪化，全身症状（例えば失神，めまい，発汗など)，細菌性およびウイルス性感染症（例えばB・C型肝炎とHIV感染)，そして組織と臓器への外傷とされています．つまり犬猫への鍼灸治療も決して禁忌ではないと考えられます．ただし，繰り返しますが，腫瘍自体に直接刺すことは決して行ってはいけません．

（井上　明）

フアイアについて

「フアイア」は槐（エンジュ）の老木に生えるキノコ（中国語では耳）の一種です．中国語では「槐耳」と記載され，その読み方が「huaier」です．槐耳は中医学の最も有名で内容が充実している生薬百科事典である『本草綱目』（1596年）にも記載されています．このフアイアの抗がん作用が着目されたのは今から50年ほど前で，フアイアの内服で原発性肝細胞がんが消滅する症例が複数報告されました．そこで多数存在するエンジュの老木に生えるキノコから抗がん作用が最も強い菌種を選び出し，そしてその菌糸体を培養することによって，安定的に大量のフアイアエキスの供給が可能になりました．中国では1992年に漢方第一類抗がん新薬として認められています．

そして2018年には約1,000例の肝細胞がん手術後の患者をランダム化してフアイアエキスの内服群と非内服群に分け，無再発生存率を調べたところ，96週後に約14%の差をもって勝ちました．この結果は英文誌GUTに掲載され(Gut, 67（11）: 2006-2016, 2018)，フアイアエキスは世界初の抗がんエビデンスを獲得した生薬になりました．その後，乳がんのランダム化臨床試験でも有効性が確認され今日に至っています（Clin Transl Oncol, 21（5）: 588-595, 2019)．現在もランダム化大規模臨床試験は進行中で，ClinicalTrial.govで「huaier」と入力すると現在進行中の臨床試験が確認できます．

フアイアエキスの抗がん作用で重要な物質は糖鎖の1つであるTPG-1であることがわかっています（J Biol Chem, 294（8）: 262-2641, 2019)．そんなTPG-1をしっかりと含んでいるものが本邦のフアイアです．

フアイアエキスは生薬由来のエキス剤にて多成分を含有しています．ですから上記のTPG-1以外の作用機序も多数が協働的に働いています．詳しくは英文のレビュー（Cancer

Manag Res, 11：1541-1549, 2019)を参照してください.

フアイアエキスは免疫チェックポイント阻害剤と同じく免疫力を上げる働きがあると考えられます．ですから，色々ながんや感染症に有効なのです．そして免疫チェックポイント阻害剤では免疫の過剰な亢進による自己免疫性疾患様の病態が重篤な副作用として注意が必要です.

ところがフアイアエキスの魅力は生薬らしく，免疫亢進の状態，つまりステロイド剤投与で軽快する状態にも有効なのです．IgA 腎症(J Formos Med Assoc, 112(12) 766-772, 2013）や乾癬（Biomed Res Int, 2372895, 2018）でもフアイアエキスの有効性が臨床試験から報告されています.

つまりフアイアエキスは免疫低下状態では免疫力をアップさせ，過度の免疫亢進状態では免疫力を低下させます．免疫は基本的に個々のタンパク質に対する反応なので，あるタンパク質に対する免疫はアップし，別のタンパク質に対する免疫をダウンさせるということが多成分系のフアイアエキスでは可能なのです.

つまり，免疫の異常が考慮される時はフアイアエキスの内服は体質改善的な意味合いを含めてとても大切な基礎的治療と言うことができます．実際に難病や難症で免疫異常が考慮される時は，フアイアエキスを 1 年以上内服させ体質の改善後に，以前は無効であった薬剤が有効となることを少なからず経験します(Brain Nerve, 73(12)：1371-1376, 2021).

ペット向けには，フアイアの薬効成分である TPG-1 を主成分とするアニミューン® として利用可能です．7 歳以上の犬猫は一見健康でも将来の免疫力の低下に備えて内服することは健康管理という側面からも大変に意味あることと思っています.

（新見正則）

アニミューン® について

医学で高い抗がんエビデンスを獲得した「フアイア」の獣医版フアイアが出ました.「アニミューン®」という製品で,2021 年に発売されました.

フアイアは肝細胞がんの医学論文で高いエビデンスを獲得しており,基礎研究においてはマウスやラットといった小動物を使用して実験を行い,その研究論文が多数発表されています.私が在籍していた大学院でもマウスを使用したフアイアの実験が進行中です.今のところ犬・猫におけるエビデンスはありませんが,人やマウスなどで効果を示しているのであれば,犬・猫でも効果を示す可能性は大いにあります.エビデンスがないから使用しないのではなく,効果がありそうで副作用がないものであれば,まずは使用してみるのがよいと思います.新しいものはどんなものでもエビデンスがありません.副作用がないものであれば使用して症例を積み重ねてエビデンスを作っていけばよいと思っています.

フアイアに関しての情報は私の恩師である新見正則先生の『抗がんエビデンスを得た生薬フアイア』に非常にわかりやすく書かれていますので,フアイアが素晴らしい生薬であるということがご理解いただけると思います.

2021 年に獣医版フアイアのアニミューン®が発売されて間もないですが,私の経験やアニミューン®を使用した獣医の先生から教えてもらった報告で,アニミューン®を投与して驚くべき効果を示した犬や猫がいます.まだ症例報告レベルですが,犬の口腔内腫瘍の扁平上皮がんが 2 週間後に縮小したものや,獣医の診察により犬の口腔内の悪性黒色腫が疑われた症例の口腔腫瘍が消失したとの報告を受けています.

腫瘍ではなく猫ウイルス性鼻気管炎に効果を示したとの報告もありました.この猫は今まで色々な治療を試してきましたが,なかなか改善がなく,アニミューン®を使用したところ,驚くほど症状が改善したそうです.

この病気は免疫力が関係しています.免疫力が落ちると発症しやすくなります.アニミューン®は免疫を中庸にする

作用があります．中庸にするとは免疫が低下している状態の時は免疫を上げ，免疫が亢進している状態の時は下げ，免疫力をバランスの取れた状態にすることです．この猫の場合，免疫が下がった状態からアニミューン®の投与により免疫力が上がり，猫ウイルス性鼻気管炎の症状を改善させたのだと思います．

耳血腫の犬に使用した報告では，今までは治癒するのに長期間かかっていたのが，いつもの治療にアニミューン®を追加することにより劇的に短期間で治癒したそうです．

そのほか全国の獣医の先生方から色々な報告をきいています．アニミューン®は腫瘍や免疫性疾患に使用することにより効果が大いに期待できる漢方だと思います．まだエビデンスと呼べる段階ではないですが，確実に犬猫にも効果を示している可能性があります．

今後は特に免疫性疾患に使用するとよいのではないか，例えば炎症性腸疾患に使用すれば症状を緩和してくれるのではと考えています．そこで数名の飼い主さんにご理解・ご協力いただき，アニミューン®を炎症性腸疾患の犬に使用してもらっています．自己免疫性疾患の治療の頭を悩ますところといえば，長期的に免疫抑制剤を使用することでの副作用です．例えば感染症，肝障害，消化管出血などの弊害を起こすことがあります．そのためアニミューン®を使用することにより免疫抑制剤を休薬できなくても減量できれば素晴らしいことだと思います．それゆえ絶対効果があるものだと期待するのではなく，何か体にプラスの効果を引き起こしてくれるかもしれない，免疫システムに刺激を与えて，病気を良くする方向に傾けて体調改善に導いてくれるかもしれないと思って使用していただければと思います．

アニミューン®を取り扱う動物病院も増えてきており，全国的に生薬ファイアが浸透してきたのだと喜ばしく思っています．獣医師，飼い主さん，犬猫などの伴侶動物にとって素晴らしい漢方となることを期待しています．

（井上　明）

脳腫瘍

不安・ストレスによる嘔吐・胃のつかえ

内関（ないかん）＋足三里（あしさんり）をあわせると効果的です．

けいれん発作がある

大椎（だいつい）はてんかんのツボですが，後渓（こうけい）とあわせて刺激すると効果的です．

あわせてのむなら

アニミューン®（株式会社 HACHI）

JBP プラセンタ EQ シリーズ（株式会社日本生物製剤）

腫瘍自体を押したり刺激することは禁忌です

ワンポイントアドバイス

脳腫瘍ではけいれん発作を起こしやすいため，転倒防止クッションや机の角をガードします．階段や段差のある場所には行かせず，行動範囲はサークルなどをつけて制限します．障害物はすべて取り払い，体がぶつかりやすい部分は発泡スチロールやマットなど柔らかいもので保護します．

❶ PC6 内関（ないかん）

前肢の内側，関節から犬猫の指 2 本分上

❷ ST36 足三里（あしさんり）

後肢の外側，膝のすぐ下で脛骨と腓骨の間

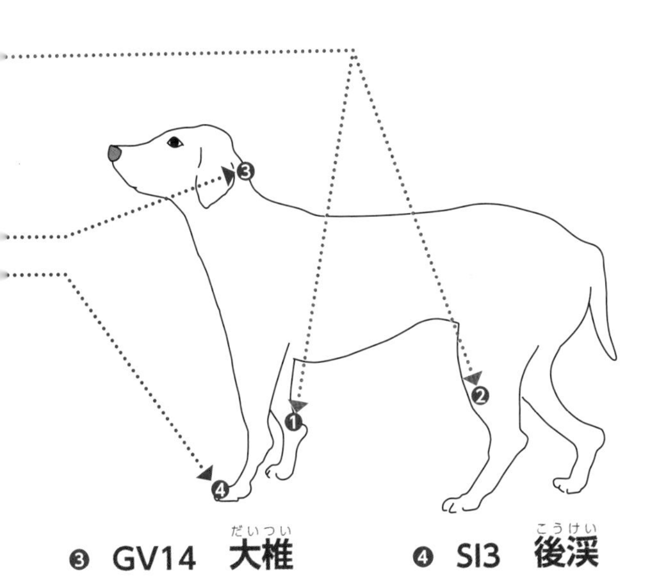

❸ GV14 大椎（だいつい）

第 7 頸椎（首の付け根にとびでた骨）と第 1 胸椎棘突起の間

❹ SI3 後渓（こうけい）

第 5 中指節の後方で前肢の前面と後面の境目

ワンポイントアドバイス

脳腫瘍の確定診断のための MRI を拒む飼い主は多く，少しでも平穏に生活するために漢方薬や鍼灸を試したいと受診する方も多いです．特に**脳腫瘍では鍼での治療が禁忌な場合が多い**ため，私（香月）は CCLT やキセノンと漢方薬やプラセンタを中心に治療を行っています．

脊髄腫瘍・髄膜腫

腰・膝・後肢（尾側）の筋緊張がある

前肢の痛み

外関＋三陽をあわせて刺激すると効果的です．

呼吸が浅い・息苦しそう

あわせてのむなら

アニミューン®（株式会社 HACHI）
JBP プラセンタ EQ シリーズ

腫瘍自体を押したり刺激することは禁忌です

ワンポイントアドバイス

室内でのふらつきや起立困難による転倒を防ぐために，周囲の障害物を撤去し，倒れても怪我をしない環境を作ります．寝たきりになった場合，褥瘡ができないように定期的に寝返りをさせましょう．また，体の圧を分散させるためにもやわらかすぎる素材（沈みこむタイプ）ではなく，高反発タイプがおすすめです．

❶ BL40　委中（いちゅう）

後肢の膝の裏側

❷ TE8　三陽絡（さんようらく）

前肢の後ろ側，陽池（ようち）（第4・第5指の骨の間を手首に向かってたどり着くくぼみ）から少し上

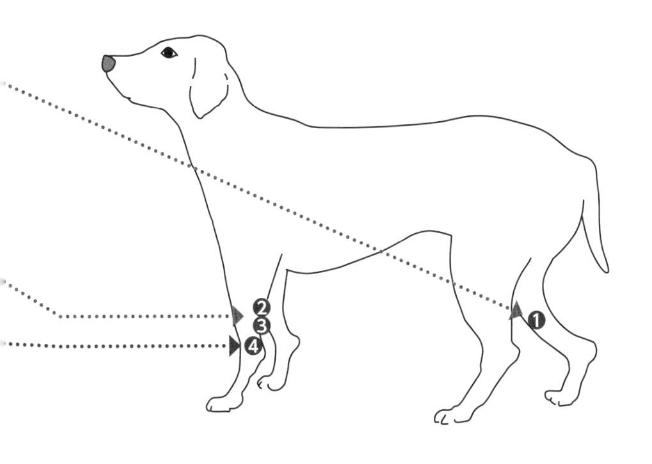

❸ TE5　外関（がいかん）

前肢の後ろ側で陽池（ようち）の上

❹ PC6　内関（ないかん）

前肢の第1指の付け根から肉球3個分

ワンポイントアドバイス

歩行障害や起立困難が起こりやすくなるため，排泄が困難になります．特に排便中にうまく力が入らず便秘になりやすいので，排泄時の補助は大切です．この時に尻尾を強く上に引っ張って持ち上げないようにしてください．腰や尻尾を痛める原因になります．

骨肉腫

強い痛みがある

腎兪＋足三里＋三陰交をあわせると効果的です．

あわせてのむなら

アニミューン® （株式会社 HACHI）
JBP プラセンタ EQ シリーズ （株式会社日本生物製剤）

腫瘍自体を押したり刺激することは禁忌です

ワンポイントアドバイス

骨肉腫は進行が早く，外科手術が最適となります．**鍼灸やマッサージを行う際に悪化や転移の可能性があるため腫瘍の場所をしっかり把握しておくことはとても大切です．**四肢に発症することが多く，痛みも激痛であることから西洋治療と組み合わせて症状の緩和を行います．進行すると四肢は硬く突っ張るようになり，歩行困難や起立困難が起こります．

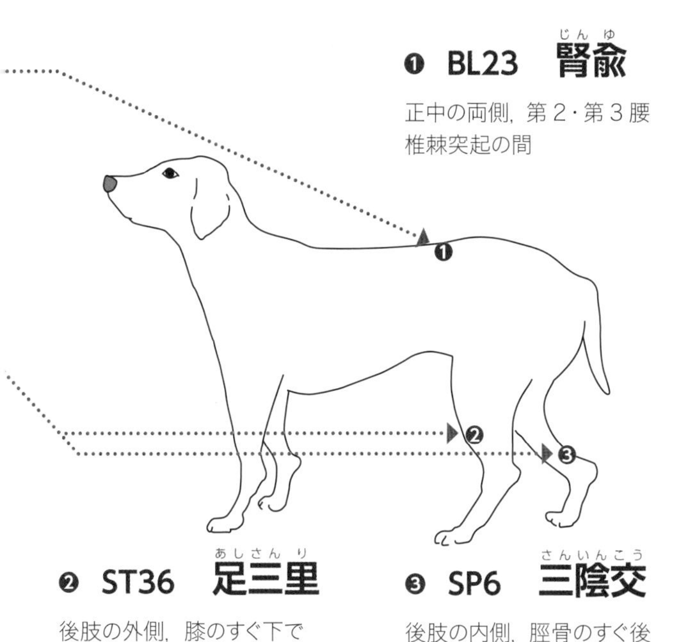

❶ BL23　腎兪

正中の両側，第 2・第 3 腰椎棘突起の間

❷ ST36　足三里

後肢の外側，膝のすぐ下で脛骨と腓骨の間

❸ SP6　三陰交

後肢の内側，脛骨のすぐ後ろ（尻尾側）

ワンポイントアドバイス

断脚処置を行った場合は転移を確認し，安定した起立，歩行が行えるように鍼灸やマッサージを行い，リハビリテーションに励みます．しかし，断脚が難しく，肺転移することも多いため，呼吸器系の症状を緩和する必要があります．**ツボが患部に近い場合は患部，その周辺は確実に避けます．**

鼻腔内腫瘍

鼻水・くしゃみ・ストレスが多い

迎香＋印堂＋合谷＋列缺をあわせて刺激すると効果的です．

鼻出血を繰り返す

合谷にさらに少商＋期門をあわせると効果が高まります．

あわせてのむなら

アニミューン®（株式会社 HACHI）
JBP プラセンタ EQ シリーズ（株式会社日本生物製剤）

腫瘍自体を押したり刺激することは禁忌です

ワンポイントアドバイス

病気が進行するとけいれん発作を起こしたり，気分が沈み込んだりするようになります．顔は腫瘍によって眼球が突出して変形するため，**顔まわりのマッサージや鍼灸は絶対に行わないでください**．痛みによる食欲不振は西洋治療とあわせて対処します．鼻出血では鼻腔にティッシュなどで栓をしないようにしましょう．

❶ LI20 迎香（げいこう）

鼻の穴の外側（横）にあり，有毛部との境目（左右対称）

❷ 印堂（いんどう）

眉間の中央部

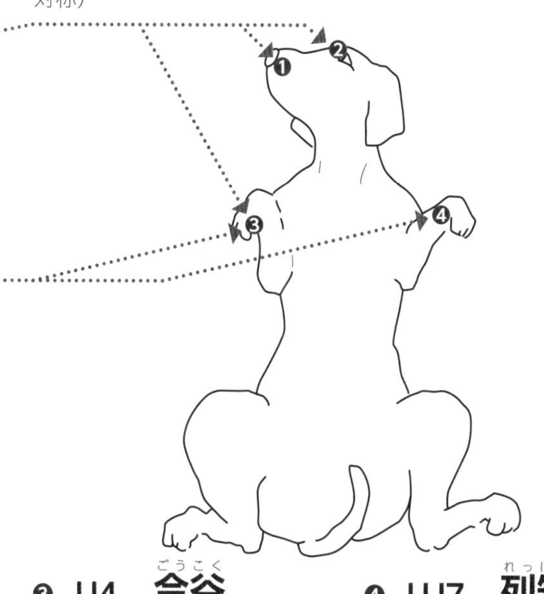

❸ LI4 合谷（ごうこく）

前肢内側の狼爪と第 2 指の間

❹ LU7 列缺（れっけつ）

前肢の内側で橈骨茎状突起（橈骨の端）の上のくぼみ

ワンポイントアドバイス

鼻腔内腫瘍の場合はキセノンを中心に治療し，アニミューン®を3倍量で併用します．出血が強い場合はオゾン洗浄やクリームを塗布しますが，クリームは鼻腔が塞がらないように注意します．オゾンクリームは肉芽組織を活性化させます*．

＊塩田剛太郎：医療・環境オゾン研究 24（1）：3-4,2017★

口腔内腫瘍・メラノーマ・悪性扁平上皮がん

自律神経の乱れ・免疫力の低下

虚弱・元気がない

口が痛くて食事が摂れず，元気がなくなります．
追加で足三里（あしさんり）を刺激すると胃腸機能も改善します．

あわせてのむなら

アニミューン®（株式会社 HACHI）
JBP プラセンタ EQ シリーズ（株式会社日本生物製剤）

腫瘍自体を押したり刺激することは禁忌です

ワンポイントアドバイス

悪性の場合は進行が速いため，外科手術が第一選択です．**ツボの刺激は骨への浸潤やリンパ節への転移を把握した上で炎症がない，可能な場所のみ慎重に行います．**アニミューン®の服用，服用が困難であれば，スプレーにして患部に浸透させます．

❶ GV14 大椎（だいつい）

第７頸椎（首の付け根にとびでた骨）と第１胸椎棘突起の間

❷ GV4 命門（めいもん）

正中の両側，第２・第３腰椎棘突起の間

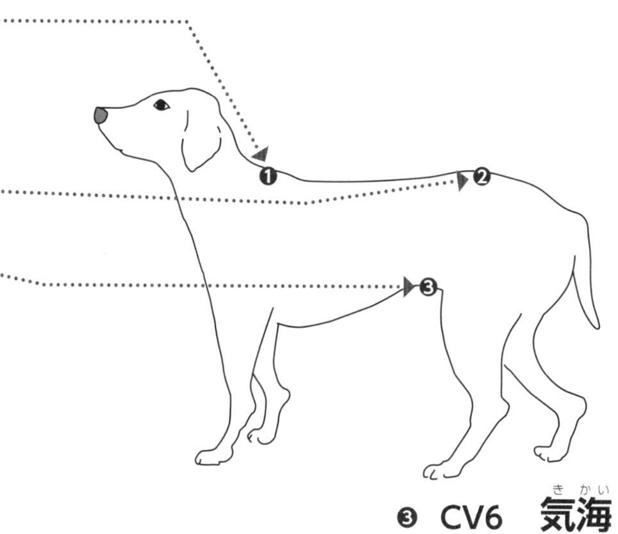

❸ CV6 気海（きかい）

臍から少し尻尾側

ワンポイントアドバイス

切除手術を行って腫瘍をすべて取り除くことができた場合，疲労やストレス緩和による四肢の不調には鍼灸がとても有効です．マッサージも心身ともにリラックスが得られるため，QOL の向上が見込めます．

甲状腺腫瘍

痛みが強い

あわせてのむなら

アニミューン®（株式会社 HACHI）
JBP プラセンタ EQ シリーズ（株式会社日本生物製剤）

腫瘍自体を押したり刺激することは禁忌です

ワンポイントアドバイス

犬では甲状腺がんのほうが多く，ツボ刺激は対象外になる場合も多いのですが，炎症部をしっかり把握した上で，症状に合わせて合谷（ごうこく）を刺激して痛みを緩和したり，他にも胃の不調に対して三陰交（さんいんこう），疲労や倦怠感に対しては足三里（あしさんり）を刺激することもできます．

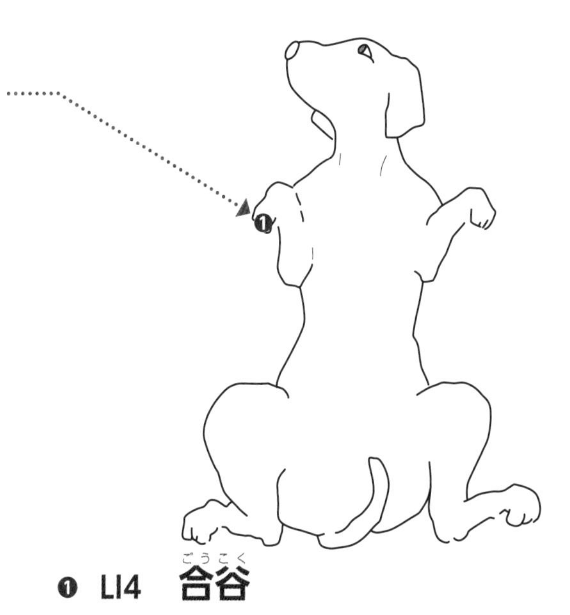

❶ LI4 合谷（ごうこく）

前肢内側の狼爪と第2指の間

ワンポイントアドバイス

腫瘍が大きくなると呼吸が苦しくなり，鳴き声にも変化が出ます．**顔に浮腫が出る場合もあり，顔や首回りは刺激しないようにします．**抗腫瘍作用のあるアニミューン®や漢方薬を利用したり，腫瘍専門医の助言のもと治療を行い，ペットにとってQOLを維持しやすい環境を目指していきます．

肺腫瘍

呼吸が浅い・息苦しそう

膻中(だんちゅう)は心肺機能を改善し，息苦しさを緩和します．

咳がでて苦しそう

あわせてのむなら

アニミューン® (株式会社 HACHI)
JBP プラセンタ EQ シリーズ (株式会社日本生物製剤)

腫瘍自体を押したり刺激することは禁忌です

ワンポイントアドバイス

肺腫瘍は切除可能であれば外科手術が第一優先となります．外科手術ができない場合，ツボの刺激はツボの位置に腫瘍や転移箇所がないかを把握した上で慎重に行いましょう．アニミューン® で呼吸改善と腫瘍縮小をねらい，酸素室や換気した場所で呼吸に負担がかからないようにします．

❶ CV17 膻中（だんちゅう）

第4・第5肋骨の間，腹側中線に位置する

❷ PC6 内関（ないかん）

前肢の第1指の付け根から肉球3個分

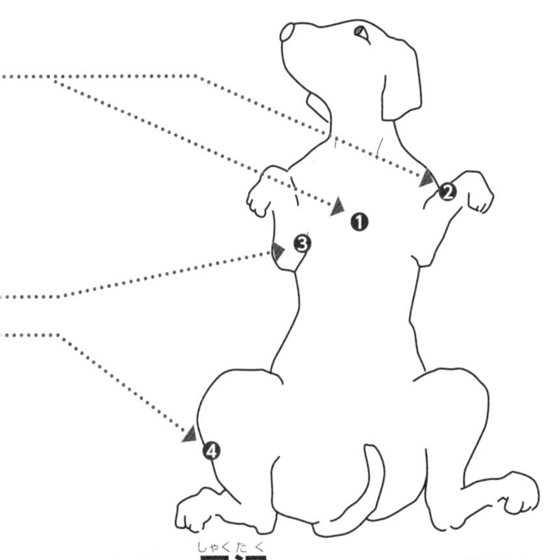

❸ LU5 尺沢（しゃくたく）

前肢の肘を曲げてできるしわの橈骨側のくぼみ

❹ ST40 豊隆（ほうりゅう）

後肢の外側で膝と足首の中央，足三里の下あたり

ワンポイントアドバイス

呼吸が苦しそうな時は西洋薬の併用，自宅での酸素室の導入も検討し，ペットと飼い主の負担を軽減することが最優先です．肺腫瘍は原発性よりも転移性のほうが多いとされますが，腫瘍ができたペットは免疫力・体力が落ちるのでQOL維持のためにアニミューン®などで免疫をコントロールしましょう．

乳腺腫瘍

呼吸が苦しい

血行が悪い・四肢が冷たい

あわせてのむなら

アニミューン®（株式会社 HACHI）
JBP プラセンタ EQ シリーズ（株式会社日本生物製剤）

腫瘍自体を押したり刺激することは禁忌です

ワンポイントアドバイス

悪性の場合，転移の把握や疼痛コントロールが必要になります．**ツボを刺激する際は転移部が近い場合は禁忌です．**進行すると呼吸が苦しくなり，痛みを感じるとイライラするようになります．温度・湿度の変化は呼吸状態に影響与えるため，こまめな換気や酸素室の導入，鎮静剤利用も有効です．

88002-892 JCOPY

❶ GB21 肩井（けんせい）

肩甲骨の前側にある左右のくぼみ（2ヵ所）

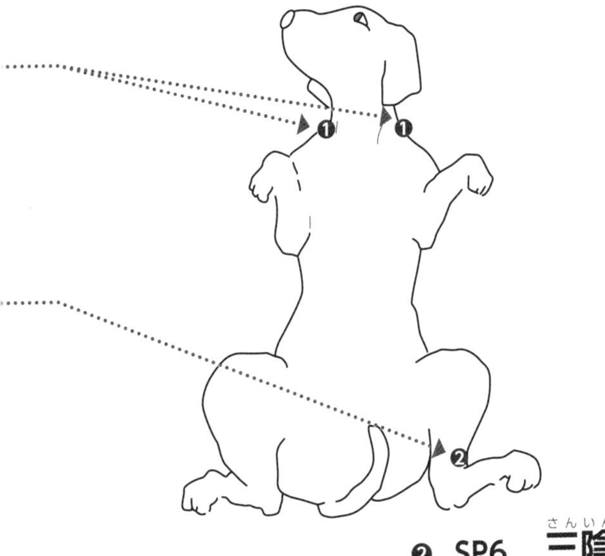

❷ SP6 三陰交（さんいんこう）

後肢の内側，脛骨のすぐ後ろ（尻尾側）

ワンポイントアドバイス

避妊手術の時期について，「6ヵ月未満であれば乳腺腫瘍になりにくい」という海外からの情報がSNSで広く普及され，発情期の前に早めに手術したいという話をよく聞くようになりました．ただ未成熟すぎると成長を止めてしまうことにもなるので成長具合を見極めてから時期を決定します．

消化器腫瘍

嘔吐・食欲不振・
胃の調子が悪い

腹水がある

あわせてのむなら

アニミューン®（株式会社 HACHI）
JBP プラセンタ EQ シリーズ（株式会社日本生物製剤）

腫瘍自体を押したり刺激することは禁忌です

ワンポイントアドバイス

悪性腫瘍の場合は転移率も高いため，お腹の内側やその背側面，転移箇所は刺激しないようにします．胃腸障害の改善ためのツボは西洋治療と併用して慎重に厳選して利用しましょう．ツボの刺激により特に食欲不振や疲労回復に期待できます*1．

*1 全日本鍼灸学会雑誌 54（5）：シンポジウムⅡ，2004

❶ ST36　足三里（あしさんり）

後肢の外側，膝のすぐ下で脛骨と腓骨の間

❷ PC6　内関（ないかん）

前肢の第 1 指の付け根から肉球 3 個分

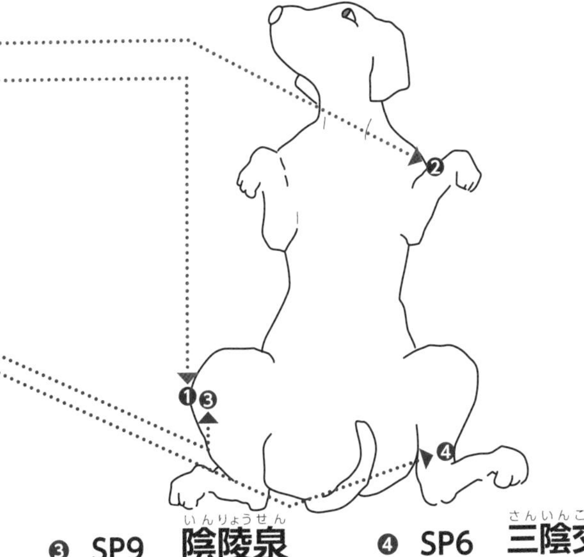

❸ SP9　陰陵泉（いんりょうせん）

後肢の内側，膝のすぐ下の脛骨近くにあるくぼみ

❹ SP6　三陰交（さんいんこう）

後肢の内側，脛骨のすぐ後ろ（尻尾側）

ワンポイントアドバイス

上記のツボの他に後肢にある豊隆（ほうりゅう）は胃の機能を高め，消化器症状を緩和します．また，首の付け根にある大椎（だいつい）を刺激することで自律神経症状の改善と免疫力 UP を図ることができます．手作り食を基本とした栄養管理やオゾン療法の導入で QOL が改善した犬のリンパ腫の報告もあります*2．

*2 山口真紀子：日本補完代替医療学会学術集会抄録集：38，2017

膀胱腫瘍

腰痛

委中に加え，次髎＋命門をあわせて刺激すると効果的です．

排尿困難

足三里＋陰陵泉に加え，中極＋三陰交をあわせて刺激すると効果的です．

あわせてのむなら

アニミューン®（株式会社 HACHI）
JBP プラセンタ EQ シリーズ（株式会社日本生物製剤）

腫瘍自体を押したり刺激することは禁忌です

ワンポイントアドバイス

頻尿や血尿により排泄部が不衛生になりやすくなります．また排尿困難の場合，尿毒症になる危険性もあるため，刺激が可能なツボで排尿を促します．転移により呼吸が苦しくなったり，肢が痛くなる可能性もあります．西洋治療や漢方薬を併用し，**転移を確認の上でツボを利用して症状を緩和させましょう．**

❶ BL40　委中

後肢，膝の裏側

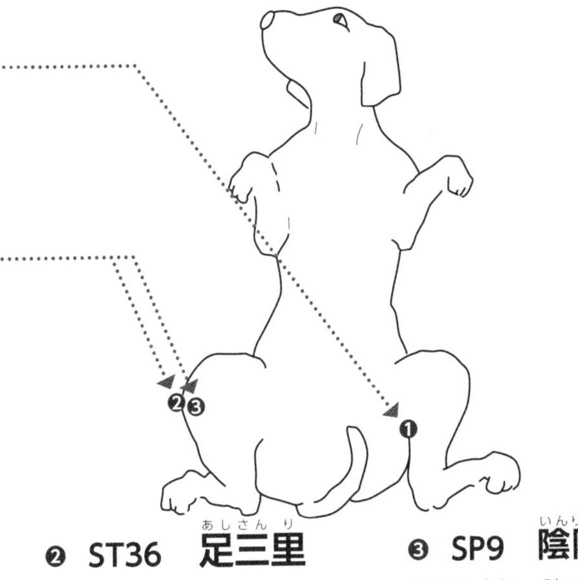

❷ ST36　足三里

後肢の外側，膝のすぐ下で脛骨と腓骨の間

❸ SP9　陰陵泉

後肢の内側，膝のすぐ下の脛骨近くにあるくぼみ

ワンポイントアドバイス

排尿痛や頻尿がある場合，中極＋陰陵泉＋行間＋太谿をあわせて刺激すると効果が高まります．尿はペットの体調管理の大切なバロメータです．普段から飲料水と尿の色・臭い・量などをチェックし，定期検診を受けることが大切です．

コラム　腫瘍の場合の鍼灸治療の目的

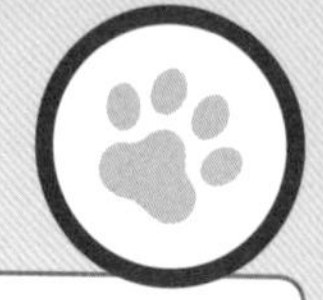

悪性の腫瘍では腫瘍が急速に広がると痛みを感じる場合が多くなります．特に骨転移した場合は神経を圧迫するため歩行起立困難となり，QOL が落ちやすくなります．寝たきりが続くと筋肉が減って硬くなり循環も悪くなります．さらに薄くなった皮膚に褥瘡（床ずれ）ができたり，関節が動かしづらくなることで痛みを感じたり，四肢の末端が冷えます．**腫瘍そのものに鍼やお灸は行いません**が，体の調子を整えて楽にするために鍼灸治療はとても有効です．

腫瘍の存在によって胃腸の動きが悪くなると，食欲不振や嘔吐，便秘，下痢などの消化器障害が起こります．**胃腸に腫瘍がある場合は，お腹を直接マッサージすることや鍼灸を病巣付近の臓器ではできません**．しかし，尻尾や耳のツボなどを利用して行うことは可能です．また，ペットに次のようなサインがある場合はまず受診をし，痛みのコントロールが必要です．

- 食欲低下
- 元気がなくあまり動かない
- 好きなおもちゃやおやつを見せても反応が乏しい
- ジャンプしない，走りたがらない
- 表情が乏しい
- 体を触ったり抱っこしようとすると鳴いて逃げたり，体をかたくする
- ひっきりなしに体の一部分を噛んだり，舐めたりしている
- 部屋のすみで隠れるようにして震えたり体を丸くしている
- 呼吸が荒い
- イライラして，攻撃的になっている
- トイレの失敗が目立つ
- いつもは名前を呼ぶと来るのに来ない

鍼灸で補うことができない場合も多いため，西洋薬，漢方薬，オゾン療法，プラセンタ療法など痛み緩和にかかわるサプリメントなども利用します．（香月）

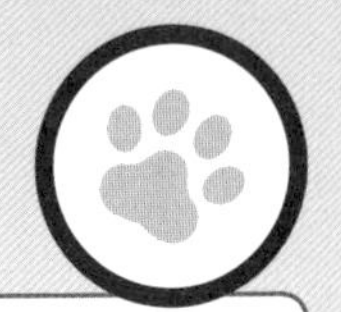

コラム　ペット介護の現実

介護を頑張る飼い主さんほど弱音を吐きません．たくさんの介護本やブログなどのSNSから情報を収集して一生懸命勉強し，誰かに認められるわけでもなく孤独に頑張っています．

例えば嚥下ができない場合，毎日食事をすり潰して流動食にし，薬が大量であれば工夫して時間をかけて飲ませています．転倒しないように，褥瘡ができないように工夫し，夜鳴きや徘徊があれば夜も起きて見守り，不眠状態です．苦しそうにしていたり，辛そうであれば，あわてて動物病院に連れて行きます．しかし，「点滴5分で終了」「注射1本打たれて終了」「たくさんの待ち時間だったのに…」「受付や動物看護師の対応が冷たかった」など，私が往診にいくと寄せられる言葉です．動物病院の先生もスタッフも多くの症例を診察していて多忙です．日々心身ともに疲れていることも事実です．

しかし，人の介護問題は殺人事件が起こってしまうほど深刻化しているのに，ペット介護の現実は意外に知られていないのです．私も飼育していたマルチーズが悪性腫瘍になり，数ヵ月の闘病生活の間に介護を経験しました．そして鍼灸治療を行い，在宅介護をしているペットの往診を行うようになり，ますます介護サポートの重要性を痛感しました．この本がすべてを網羅しているわけではありませんが，ペットと飼い主さん，そしてかかりつけ医の1つのコミュニケーションツールとして役に立てばと思っています．

（香月）

冷えがありだるそうにしている

なんとなく元気がない

元気にするツボです．
体調不良時や健康維持，病気予防にも利用されます．

あしの冷えなど自律神経が乱れている

自律神経のバランスを整えます．
腰と一緒に棒灸をすることもおすすめです．

あわせてのむなら

補中益気湯（ほちゅうえっきとう） 41 元気がないときに．
牛車腎気丸（ごしゃじんきがん） 107 自律神経の乱れに．

ワンポイントアドバイス

ペットも高齢になると腫瘍やてんかん発作，腎臓・肝臓の機能低下など様々な病気にかかりやすくなります．手術も難しくなる年齢の場合はQOLの改善が中心となります．鍼灸やマッサージで体の冷え，のぼせなどの不調を改善すると全身の緊張がほぐれ，穏やかな表情が見られるようになります．なお7歳以上の犬猫にはアニミューン®がおすすめです．

❶ GV20　腰百会（こしひゃくえ）

背側で尻尾の付け根のくぼみ

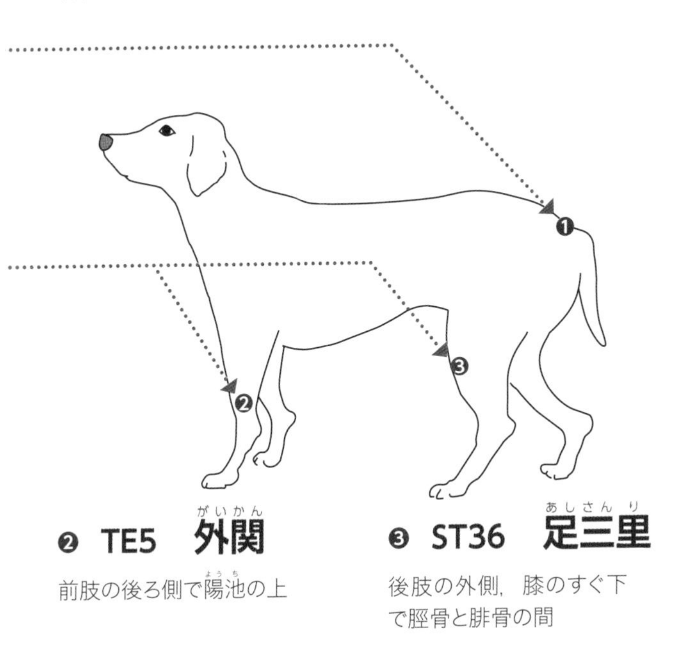

❷ TE5　外関（がいかん）

前肢の後ろ側で陽池（ようち）の上

❸ ST36　足三里（あしさんり）

後肢の外側，膝のすぐ下で脛骨と腓骨の間

ワンポイントアドバイス

QOLの改善には獣医療と家庭での介護が不可欠です．最近は効果的なサプリメントや介護商品も多く登場していますが，たくさんの中から選ぶことが困難であったり，介護の孤独に悩まれている方も多いです．介護の現状にもっと耳を傾ける必要性を痛感しています．

なんとなく活気がない

睡眠の質が悪い

外関（がいかん）＋内関（ないかん）を中指と親指で同時にゆっくり押しながら刺激すると効果的です．

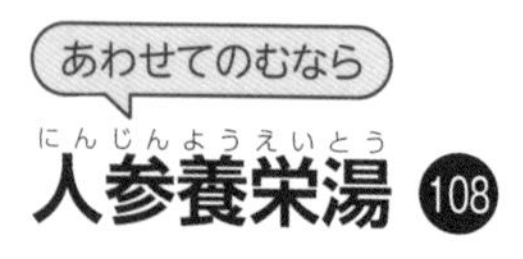

ワンポイントアドバイス

ペットもシニア期に入ると腰痛や椎間板ヘルニアなどで寝たきりになりやすくなります．褥瘡などの問題が生じ，今まで以上にケアに時間や労力がかかります．その時に飼い主に少しでも介護やリハビリテーションの知識があれば違ってきます．私（香月）は飼い主をサポートできるようにペット介護，リハビリの学びの場として「日本獣医介護緩和ケア

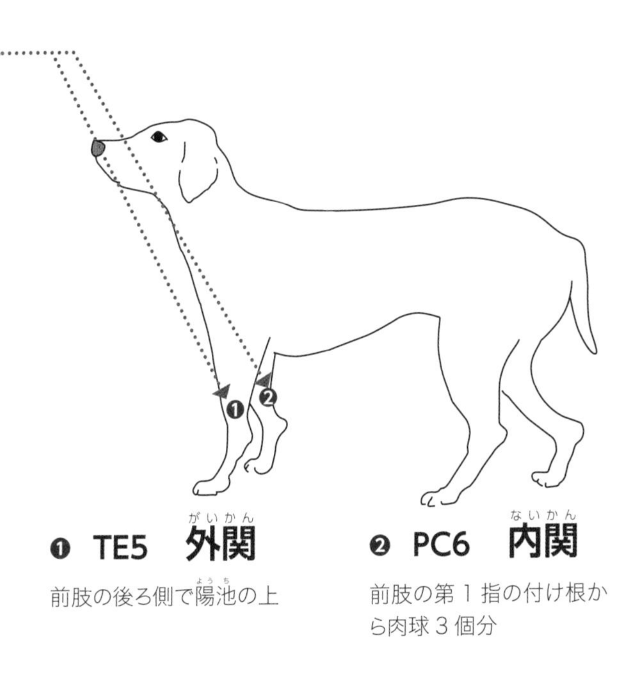

❶ TE5 外関（がいかん）

前肢の後ろ側で陽池（ようち）の上

❷ PC6 内関（ないかん）

前肢の第 1 指の付け根から肉球 3 個分

ワンポイントアドバイス

協会」を立ち上げました．介護は孤独を感じやすいですが，周囲の力を借りることも大切です．協会では悩み相談の場としてメールでのカウンセリングを行っています．介護負担を減らすアイデアやグッズ，レシピなども紹介しています．「アニマルリハクリニックかつき」ホームページからアクセスできます【https://www.arckatsuki.com/】.

コラム ペットと行うヨガ

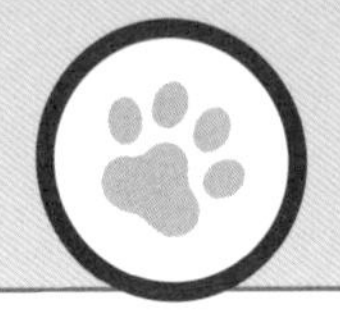

日常的にヨガを行う場合，朝または寝る前がおすすめです．ヨガを行う最大のメリットは呼吸を深く，しっかりすることです．朝であれば今日１日を頑張るために体にたくさん空気を取り入れて細胞を目覚めさせます．夜は疲れた体を休ませるために朝ヨガよりもリラックス効果が高いポーズを選択します．私自身もヨガインストラクターの資格保有者ですが，ヨガはまず呼吸が大切ですので，無理にポーズを完璧にすることを目標にせず，自身が気持ち良いなと感じるポーズで，しっかり呼吸を行っていくことをおすすめします．また，ペットを抱っこしながら行っても，傍にいてもらっても，飼い主がゆっくり呼吸をしている時間・空間を共有することで，お互いのコミュニケーションを深めて心のつながりが強化できます．ヨガをする場所や時間も飼い主のリラックスできる場所と時間帯が一番です．開放的な野外で行う場合はドッグカフェのオープンテラスや芝生のある公園，広い庭やマンションの共有スペースなどで行います．ヨガを通して共有する時間は「わんこネットワーク」を広げる手助けにもなります．実際，私が主催するヨガでも，飼い主同士が悩みの共有や楽しいお出かけ場所を紹介したり，犬同士が仲良くなったりと，参加される皆様の笑顔をみることができる貴重な時間となっています．

ちなみに猫の仕草を取り入れたヨガには「猫の背伸びのポーズ」や「猫のポーズ（キャット＆カウ）」などがあり，猫の日常的なポーズそのものです．一緒にヨガをするというより，ヨガをしていると猫が気づいて寄ってきます．そしていつの間にか近くで伸びをしたり，なれてくると体の上に乗ってきたりします．キャットヨガは猫と飼い主のコミュニケーション不足の時にとても有用ではないかと考えています．仔猫の場合，好奇心旺盛ですぐになれてくれることが多いのですが，比較的成長した猫はなれるのが難しくなります．保護猫を引き取ったのになれてくれないという時はヨガで距離を縮めてみるのはいかがでしょう？　リラックスした音楽や雰囲気の中で行います．もともと「ヨガ」はサンスクリット語で「つながり」です．呼吸を整え心身のバランスを整えることを目的としています．ですから猫のポーズでゆっくりと呼吸をして心を静かにしてみるだけでも大丈夫です．焦らずゆっくり仲良くなっていきましょう．私の子どもたちは保護猫には猫と同じポーズをとったり，「にゃあ」と鳴いたら同じように「にゃあ」と鳴き，同調することからコミュニケーションを図っているようです．

（香月）

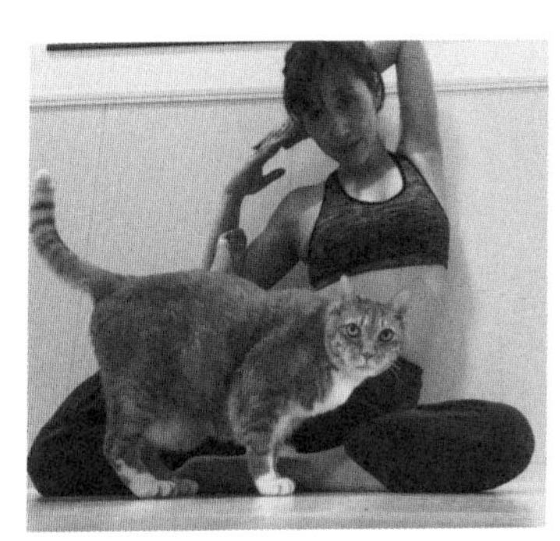

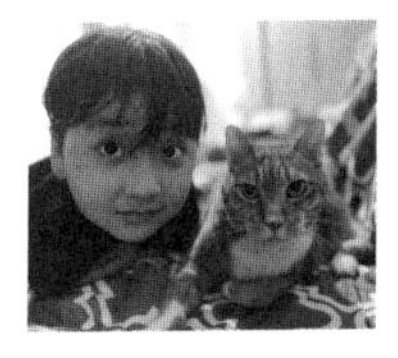

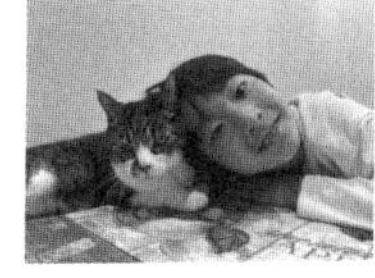

コラム ハーブとホリスティック医療

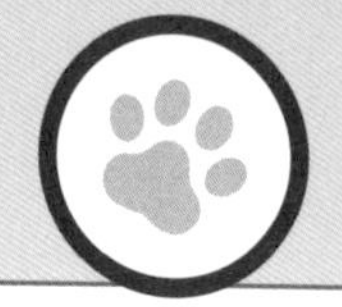

ハーブをお茶として楽しむのがハーブティー，エッセンシャルオイルにして利用するのがアロマテラピーです．ハーブは食事やスキンケアだけでなく，医療分野でも利用されるようになりました．ハーブだけで治すのではなく，体全体を捉えるホリスティック医療の考え方を常に念頭に入れておきます．食事ではブレンドすることで相乗効果が期待できますが，経験のある獣医師やハーバリストへの相談が必要です．私は高知県の西土佐に住む祖父が柚子を送ってきてくれたので，よく柚子湯を楽しみました．嗅覚と脳は関連性があります．柚子は祖父を思い出して大好きな香りです．ペットも香りと記憶が強く結びつきます．嫌な記憶と結びつくとその香りを嫌がる可能性があります．犬猫は人間よりも嗅覚が優れているため，同じ濃度で楽しむことは現実的ではありません．特に猫へのアロマオイルの影響は解明されていないことも多く，別室で楽しむことをおすすめします．

アロマオイルの質も大切です．私はシャンプーを皮膚病改善の治療目的に利用しています．肉球には舐めても安全な「LARU/LARU」（キュア株式会社）のハーブソープがおすすめです．関節炎のリハビリテーションにブレンドしたスプレーを利用して行うこともあります．もちろん犬にも香りの好みがあります(猫では基本利用していません)．コットンなどに1滴オイルを垂らし，少し離れて嗅がせてみましょう．興味を示せば気に入っている可能性が高いですが，顔をそむけたり逃げようとしていたら無理に嗅がせないようにしましょう．持病によっては合わないアロマオイルもあります．これも獣医師への相談が大切です．

最近は漢方薬や鍼灸を学びたいという獣医師も増え

ましたが，「ホリスティック」という言葉や鍼灸・漢方薬・ハーブによる治療は未だに西洋医療が効かなかった時の最後の砦や「諦め」という意識が根強いと感じます．私のクリニックを受診した飼い主に早く香月先生に会いたかった，こんな治療知らなかったと言われることが本当に多いからです．私が鍼灸治療や漢方薬処方を始めた頃は今よりも中医学への意識は低く，飼い主の希望で始めても同じ動物病院の獣医師の理解を得られず，院内で肩身の狭い思いをしたこともあります．ホリスティック医療は病気そのものをターゲットにするのではなく，体全体を捉えてストレスや病気などで低下した自然治癒力を本来のレベルまで高めることを目標とします．ホリスティックという言葉には理解しづらい部分もありますが，切れ味のよい西洋医療だけがすべてだとは思っていません．西洋医療と代替医療を組み合わせた統合医療・補完医療を軸にして，中医学やリハビリテーション，栄養療法などパートナー（ペット）にあった安心安全な治療法やアプローチ方法を考えていく必要があります．私のクリニックでは代替医療として中医学療法・リハビリテーション［レーザー療法(CCLT・キセノン・オゾン療法)］，水素療法，マッサージ整体，栄養療法（手作り食），プラセンタ療法，ハーブ療法，アニマルセラピーをかねたヨガ・セラピー，アロマ，サプリメントなどを利用しています．動画やセミナーを随時配信していますので「アニマルリハクリニックかつき」のホームページ【https://www.machipeta.com/】からぜひご覧になってみてください．

（香月）

アクセスはこちらから

コラム　ペットの悩み相談

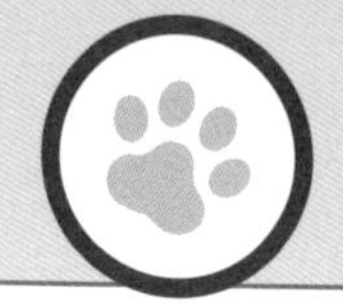

ペットの悩みは本当に尽きないものです．相談する場や相談できる相手が見つからず，不安を抱えたまま，孤独に過ごされているケースもあります．そんな中，大切な家族のペットが病気という「悪い知らせ」を受け取ることはストレスとなります．

医師によるインフォームドコンセントはとても大切ですが，獣医師や動物病院スタッフに聞きづらいこと，相談しにくい内容に耳を傾けてくれる獣医療分野のソーシャルワーカーや相談員の育成，アフターケアの場の必要性が今後ますます高まっていくと思います．

私自身も獣医保健ソーシャルワークカー®の資格を有し，飼い主，臨床獣医師との情報交換や情報提供，地域のネットワークづくりに貢献できたらと考えています．

また，飼い主さんの中には大切なペットがシニア期に入って介護の勉強を始める人が多いようです．どんな勉強が必要か聞かれると，例えば本 1 冊を選んで，あとはペットにあった介護の方法に知識を肉付けしていくやり方を伝えています．本に書いてあることだけが正解ではありません．実際に試行錯誤し，アイデアをたくさん出して介護をしている飼い主さんから私も多くを学んでいます．ペットの介護をしている方が情報共有できる場を提供し，飼い主さんもペットも孤立しない介護生活が送れる社会づくりが必要です．印象に残った飼い主さんの言葉を紹介します．

・Laito が 8 歳を迎え，これから介護が必要になった時，少しでも色々な知識をもっていたほうが，私も安心してお世話ができるのではないかと考えました（Laito 君のママ）．
・ハナに体の衰えや慢性疾患，行動・精神的にも変化がみられるようになり，食事の見直しや老化防止のためのケアで穏やかに過ごせるようにしてあげたいと思ったことがきっかけです（ハナちゃんママ）．

・ペットを飼ってない人には不思議に思われるけれど，人間と同じようにペットも在宅医療や訪問介護を受ける時代に今はなってきていると思います．シニア期に入った犬猫にとって動物病院に連れて行かれるのや車に乗ること，待合室で待つことは，時間が5～10分だとしてもとても苦痛と感じることが多いです．人間も歳をとると老人ホームに入るように犬猫もそういった施設ができていますが，最後まで一緒に過ごせるように，在宅介護ができるサポートが手厚くなってくれたらよいなと思っています（tiffaちゃん，viviちゃんママ）．

・シニア犬の介護は2度目なのですが，出かけられず，眠れず，先も読めず，給餌用意と洗濯に明け暮れ，毎日疲弊するばかり…限界が近づくなか，一筋の光…香月先生とのご縁です．香月先生は，気取らず，奢らず，いつも明るく，優しく…シニアワンコにも飼い主にも接して下さり，香月先生の存在自体が嬉しく励みになり，また私どもの救いとなりました．色々な動物病院に診せるも，お迎えが近い，出来ることは少ないと邪険にされることが殆どでした故…動物も長生きの時代になり，シニアワンコのケアやトレーニング，デイサービスのような預かりなどが今後増え，すべてのシニアワンコたちが穏やかに余生を過ごせるよう願うばかり．そして更なる獣医学の進歩を期待して止まない今日この頃です（柴犬　舞ちゃんママ）．

（香月）

コラム　私が臨床獣医師でいる理由

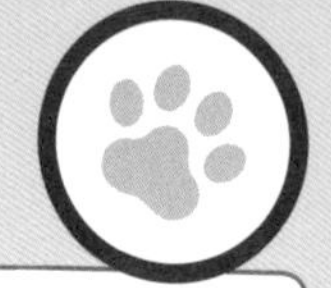

獣医師を目指したのは，中学生の時に飼っていたマルチーズの外耳炎が慢性化し，病院によって治療方針が違うことに疑問をもったことがきっかけでした．最初の頃は知識を身につけることや経験を積むことばかりに一生懸命になり，飼い主さんに寄り添えていたのかなと深く反省しています．先輩獣医師や動物病院スタッフ，飼い主さん，そして患者のわんちゃんねこちゃんたちからも本当にたくさんのことを教えてもらいました．

その後，株式会社 AZE という CT・MRI の画像診断を解析するソフトウェアの会社に３年間お世話になり，人間の病院や動物病院，大学病院，水族館などの国内外のマーケティングやアプリケーション開発に携わり，たくさんの素晴らしい方にお会いする機会がありました．再び臨床獣医の道に戻り，スキルを磨き直した後，寄り添いのある治療を大切にしていくことをモットーに，往診を主にシニアを中心とした動物の在宅治療を始めました．飼い主さんの介護の現実には様々なストーリーがあります．ご家庭ごとにきちんと向き合っていきたいと日々思っています．

現在は筋骨格・神経疾患の鍼灸やリハビリテーション，腫瘍疾患緩和ケア・ターミナルケアを中心とした診療が主です．またアニマルセラピー効果を期待してドッグ・キャットヨガのヨガインストラクターとしての活動や，パートナー（犬猫）の病気の告知，ペットロスについて獣医師兼心理カウンセラーとしてカウンセリングも受けています．この活動を誠心誠意続けられるのも，ご指導・助言をいただいた多くの方のお力添えがあってこそだと思っています．

（香月）

付　録

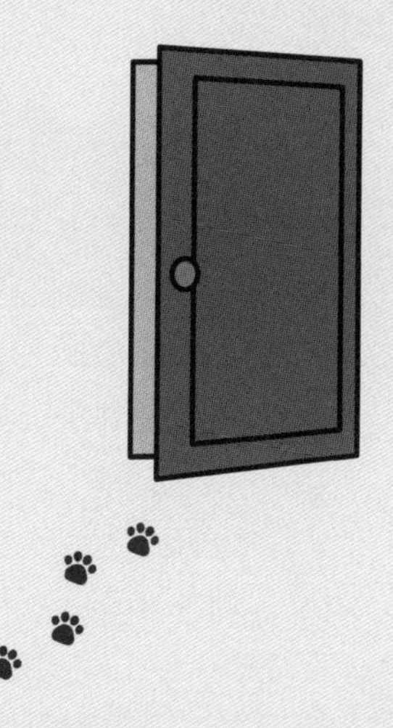

経絡の種類

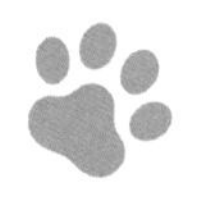

経穴（ツボ）は361の名称と表記法がWHOで決定されており，ツボは駅，経絡は線路と鉄道に喩えられると先述しました．経絡はツボを結んでできる道であり，「気」と「血」と「水」がこの経絡を利用して全身を巡ります．経絡は14本存在し，それぞれ内蔵とつながっています．経絡の流れ，循環がうまくいっていれば健康が保たれているということになります．中医学では体の「陰」と「陽」のバランスが崩れた時に病気になると考えられていて，経絡も陰と陽に分かれています．小動物臨床においては次のように分けられています．

①前肢太陰肺経/②前肢陽明大腸経
③後肢陽明胃経/④後肢太陰脾経
⑤前肢少陰心経/⑥前肢太陽小腸経
⑦後肢太陽膀胱経/⑧後肢少陰腎経
⑨前肢厥陰心包経/⑩前肢少陽三焦経
⑪後肢少陽胆経/⑫後肢厥陰肝経
⑬督脈/⑭任脈

ツボを利用する時に経絡について簡単に知っておくと，よりよい治療ができると思います．14本の経絡がどんな流れになっているのか簡単に図で紹介しておきます．

（参考文献　日本伝統獣医学会編：小動物臨床鍼灸学，2012）

（香月）

① The Lung Meridian of Hand-Taiyin（LU）

前肢太陰肺経（ぜんしたいいんはいけい）：胸～前肢第 1 指へ

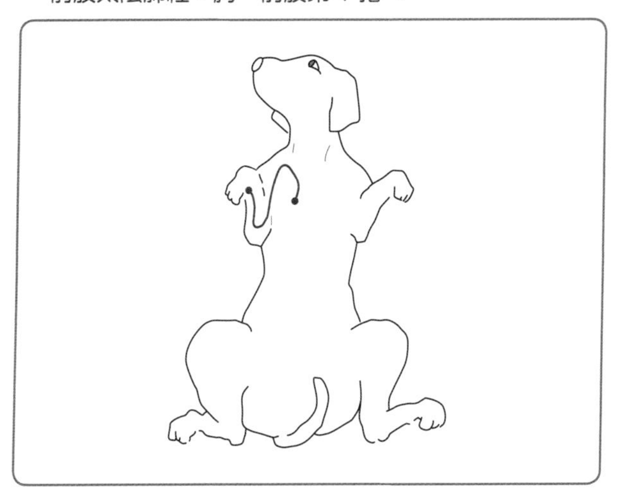

② The Largr Intestine Meridi-anof Hand Yangming(LI)

前肢陽明大腸経（ぜんしようめいだいちょうけい）：前肢第 2 指～鼻翼（びよく）側へ

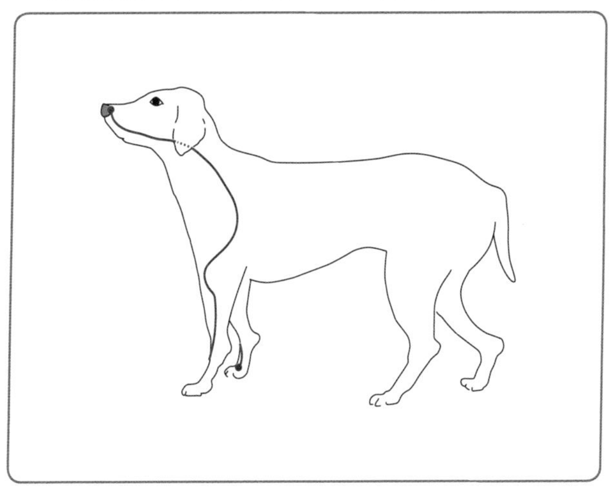

③ The Stomach Meridian of Foot-Yangming (ST)
後肢陽明胃経：鼻側～後肢第 5 趾へ

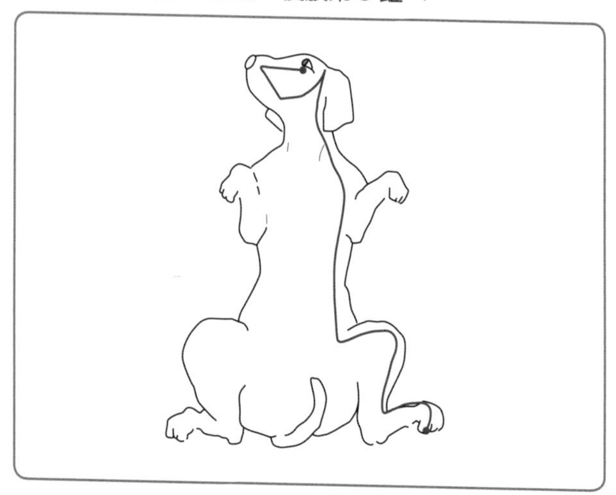

④ The Spleen Meridian of Foot-Taiyin (SP)
後肢太陰脾経：後肢第 1 趾～胸へ

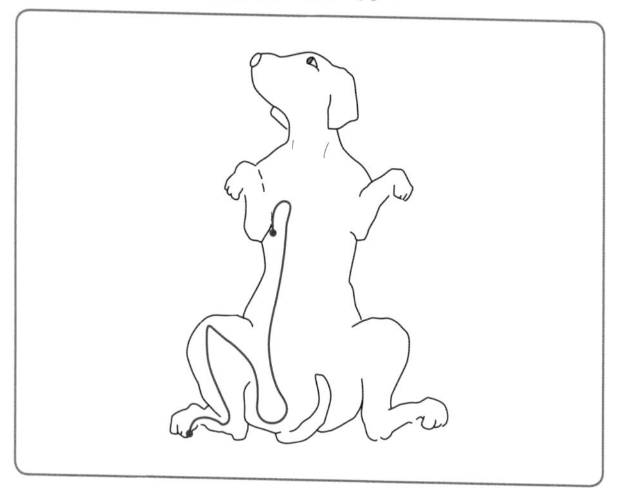

⑤ The Heart Meridian of Hand-Shaoyin（HT）
前肢少陰心経：胸～前肢第 5 指へ

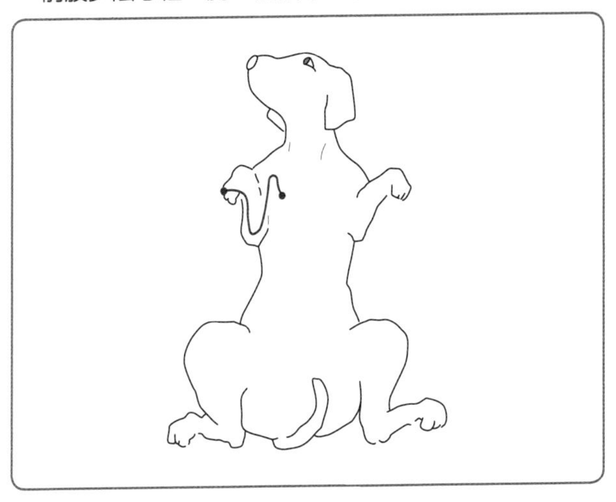

⑥ The Small Intestine of Hand-Taiyang（SI）
前肢太陽小腸経：前肢第 5 指～耳へ

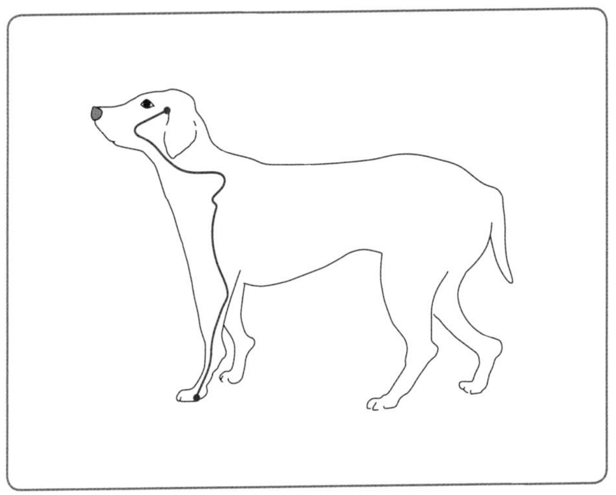

⑦ The Bladder Meridian of Foot-Taiyang（BL）
後肢太陽膀胱経：内眼角～後肢第５趾へ

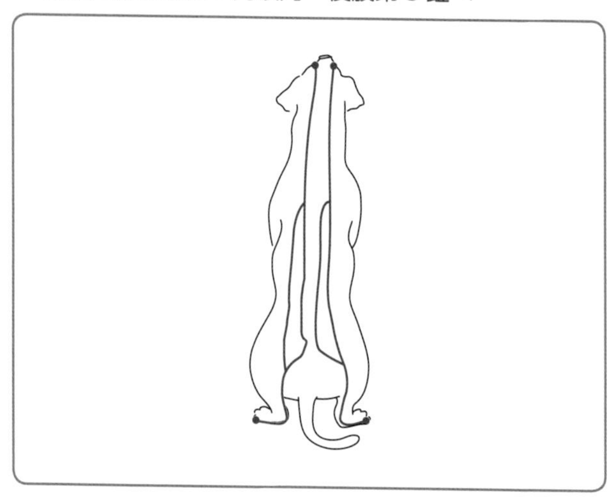

⑧ The kideny Meridian of Foot-Shaoyin（KI）
後肢少陰腎経：後肢第５趾～胸へ

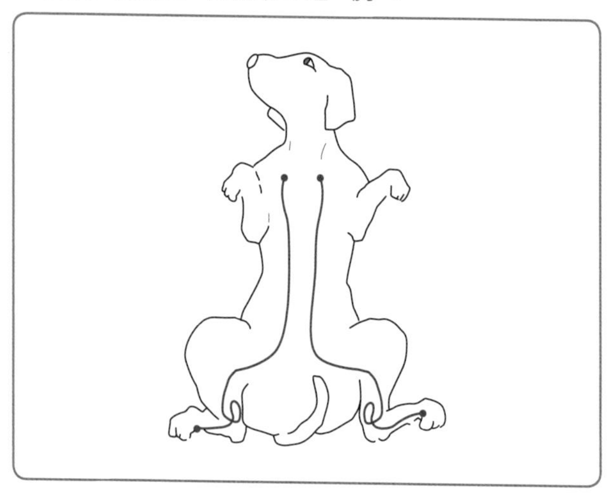

⑨ The pericardium Meridian of Hand-Jueyin (PC)
前肢厥陰心包経：胸～前肢第 3 指へ

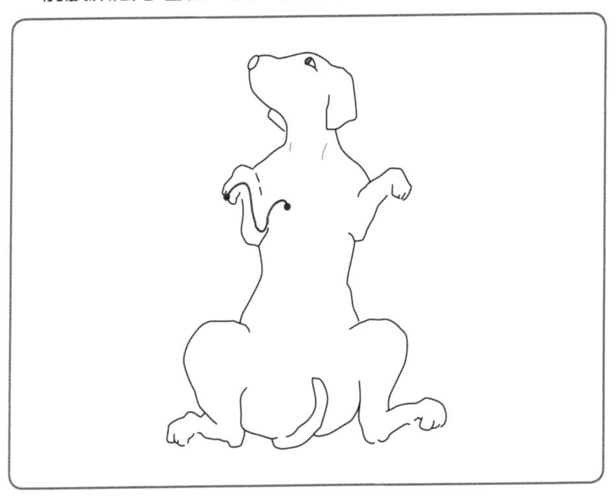

⑩ The Sanjiao Meridian of Hand-Shaoyang（TH）
前肢少陽三焦経：前肢第 4（5）指～内眼角へ

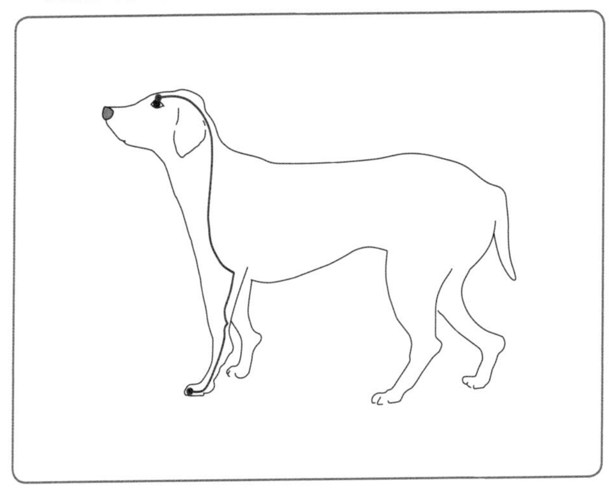

⑪ The Gllbladder Meridian of Hand-Shaoyang (GB)
後肢少陽胆経：外眼角～後肢第 4 趾へ

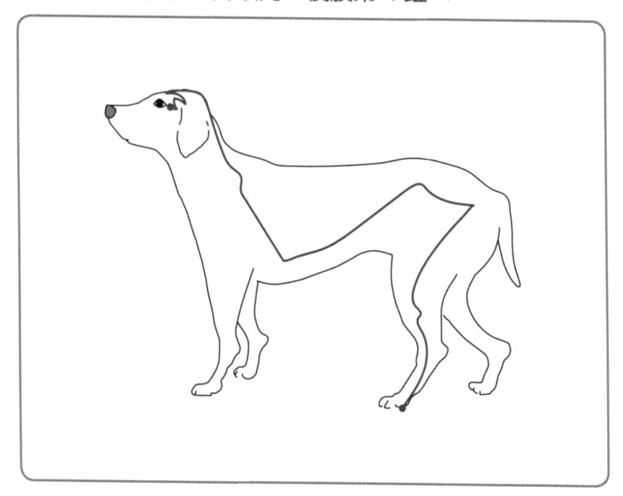

⑫ The Liver Meridian of Foot-Gueyin（LR)
後肢厥陰肝経：後肢第 1 趾～横隔膜部（腹部）へ

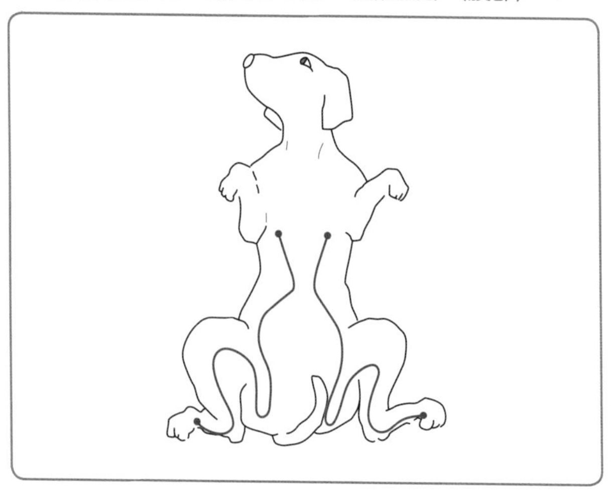

⑬ The Govering vessel Meridian（GV）
督脈（とくみゃく）：下腹部・会陰～唇へ

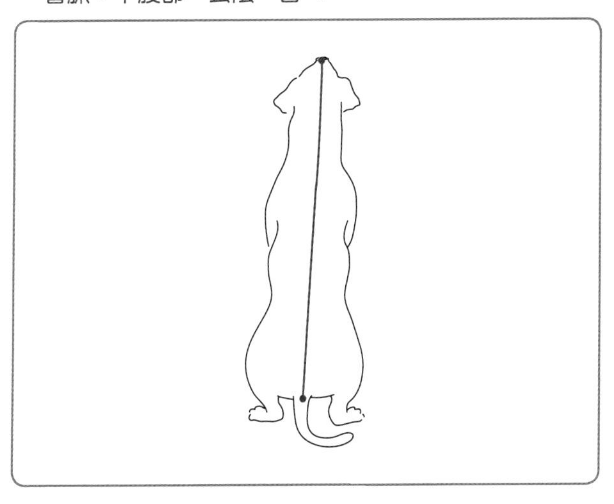

⑭ The Conseption vessel Meridian（CV）
任脈（にんみゃく）：下腹部・会陰～唇へ

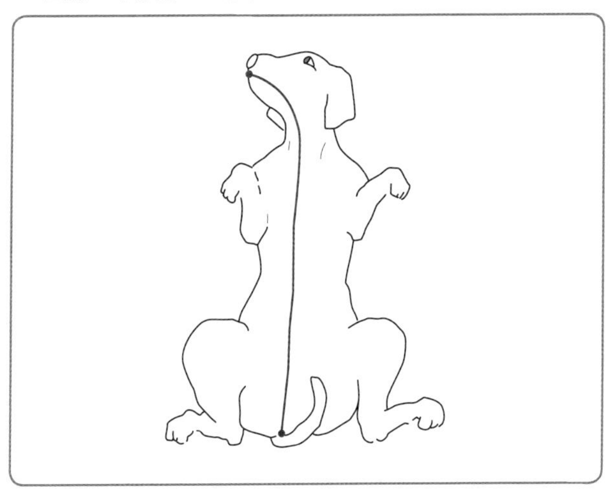

香月先生のおすすめ商品

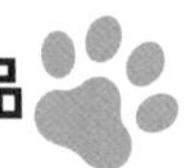

私はペットにもケアする飼い主にも，なるべく負担が少なく楽しく過ごしてほしいと思っています．本書では私が診療でいつも使用したり，飼い主の方におすすめしている商品が登場します．気になる獣医の先生もいらっしゃるかと思いますので，この付録ページにていくつか紹介します．もちろん，先生の診療方針，ペットの性質や飼い主のケア方法などにより合う合わないもあるかと思います．ただ知らないよりも知っていたほうが診療の幅が広がりますので，気になる方はぜひチェックしてみてください．

（香月）

【おすすめ商品・掲載順】

①アニミューン®（株式会社 HACHI）
②フローラケア（株式会社 SOPHIA）
③プロテクト電解水（株式会社 SOPHIA）
④ハイドロ・フォルテ（株式会社医食研究社）
⑤NAMA プレミアム贅沢おやつシリーズ
　天然本鰹，希少部位鰹ハラモ（25Holdings Japan 合同会社）
⑥LARU/LARU product made for dogs & humans
　（キュア株式会社）
⑦介護クッション RAKU^2（らくらく）（株式会社ヒューベス）
⑧Ultra Photonic Balancer（株式会社 TAMAX）

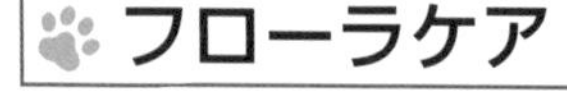

〔製品案内〕

フローラケア

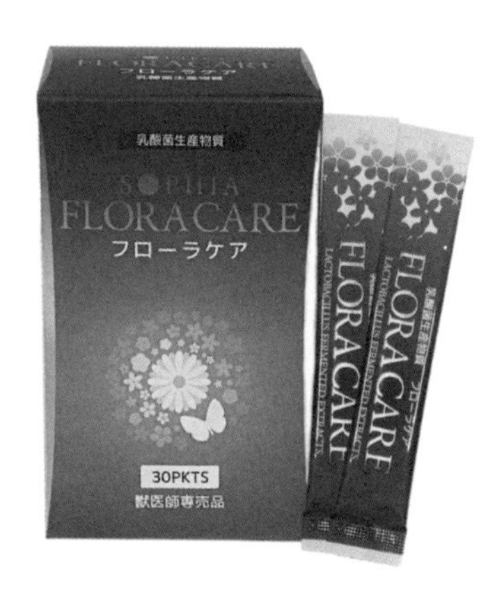

● 免疫バランスサポートサプリ

無農薬無化学肥料，非遺伝子組換えで栽培した豆乳培地の中に，16 種の有用な乳酸菌やビフィズス菌を入れ，発酵，熟成，培養後，取り出した乳酸菌産生物質と，発酵過程で使う乳酸菌の死菌（菌体成分）を配合した，犬，猫，エキゾチックアニマル用のサプリメントです．動物たちの健康の要である腸を中心に，皮膚，免疫をサポートします．下痢や軟便，便秘の時も利用しやすいという声がよく聞かれます．

株式会社 SOPHIA

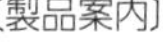
〔製品案内〕

プロテクト電解水

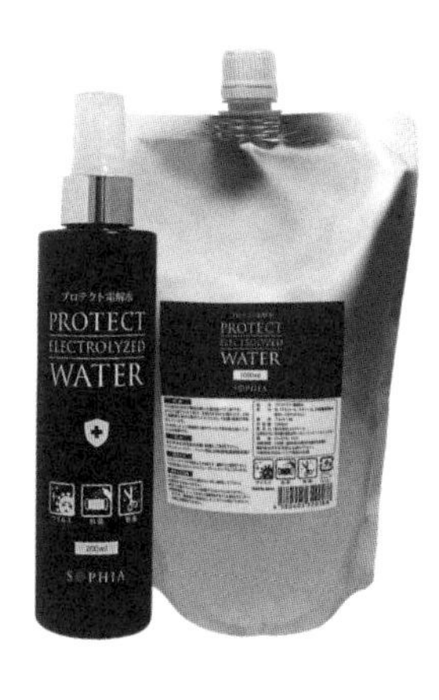

● 潤い保つ除菌水

水にケイ素などのミネラルを加えて独自の方法で電気分解した還元性イオン水です．pH12の強アルカリ性で，主成分が水にもかかわらず，人や動物に悪影響を及ぼす菌やウイルスに対して抗菌・除菌作用を有しています．ペット用品，キッチン用品やベビー用品，マスクや衣類，スマートフォンなどの電化製品など，あらゆる生活用品の抗菌・除菌・洗浄にご利用下さい．犬猫の肉球ケアに利用するとモチモチになるとの声も多くあります．アトピーや湿疹，各種皮膚炎に対して患部に噴霧することで悪玉菌が減り，皮膚の細菌バランスを整えて，皮膚を健やかに保つお手伝いをします．

株式会社 医食研究所

ハイドロ・フォルテ

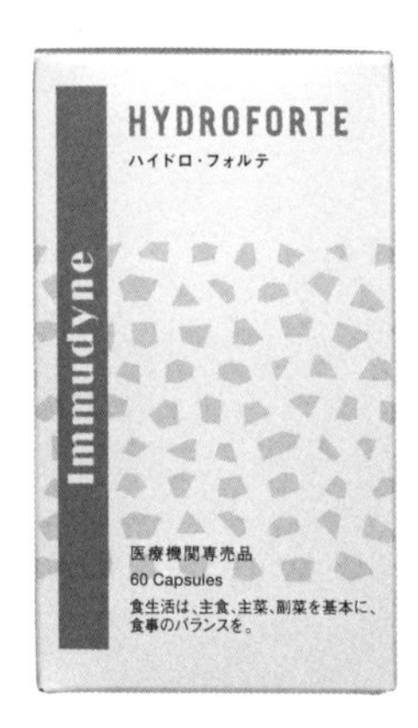

●抗酸化の王道サプリメント

ハイドロ・フォルテは活性酸素対策のための医療機関向け専売品サプリメントです．動物は人よりはるかに寿命が短く，そのため活性酸素による生活への影響が大きいとされています．この活性酸素を中和することで細胞への障害を抑制し，寿命を延ばすと考えられます。またミトコンドリアの活性化を嫌う腫瘍細胞にも抗酸化作用をする水素は有効性が高いと考えられています．水素の効果については下記参照（Shirakawa K., et al.：J Am Coll Cardiol Basic Trans Science 7（2）：146-161, 2022）.

※本商品は株式会社イムダインが製造し，株式会社医食研究所が限定販売しています．

25Holdings Japan 合同会社

NAMA プレミアム贅沢おやつシリーズ
天然本鰹，希少部位鰹ハラモ

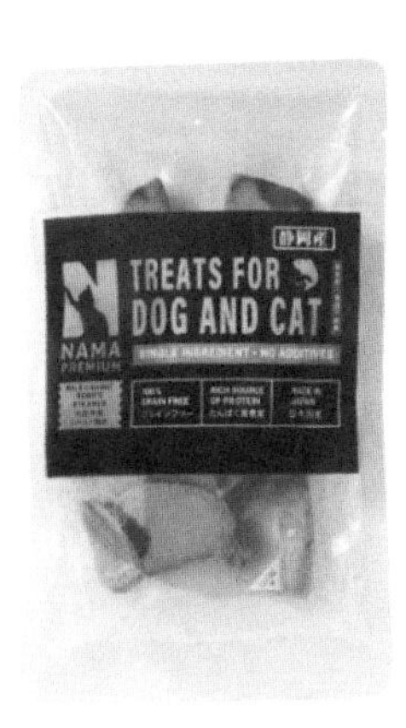

●良質なタンパク質たっぷりこだわり国産カツオおやつ

静岡県名産のカツオを最大限にいかした商品を作るため，開発のすべてに現役獣医師がかかわって誕生した「国産カツオのおやつ」です．単一素材でできているため，犬も猫も食べれることはもちろん，何度も試作を重ねて，素材の旨味を最大限に引き出し，食べつきが最もよくなる条件で調理しています．また非常に酸化しやすいカツオの脂をつねに美味しく食べられるようにするため，特注フィルムを使って１食分ずつ小分けしているのも大きな魅力の１つ．常温保存が可能で，必要な分だけパッと取り出すことができるので，毎日の食事のトッピングからちょっとしたおでかけ時のおやつまで幅広い使い方が可能です．

キュア株式会社

LARU/LARU product made for dogs & humans

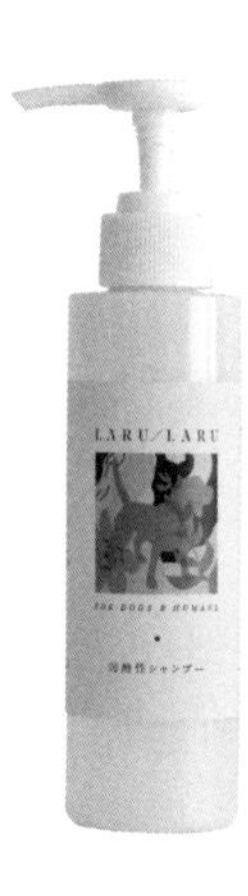

●植物由来の弱酸性＆低刺激ハーブ水シャンプー

高品質の無農薬ハーブ水にアミノ酸成分を配合．皮膚にシャンプー成分を残さないように仕上げています．被毛の傷みも整えながら，リンス不使用でサラサラに仕上がります．弱酸性＆低刺激で皮膚を傷めず，かゆみを抑え，デリケートな皮膚にもお使い頂けます．皮膚トラブルを防ぎながら不快臭を抑えますが，いっさいの合成香料やアルコール系を含みません．化学薬品を使用せず抽出したハーブ水は，臭覚の優れた犬へ負担をかけないよう配慮しているのもLARU/LARU製品のこだわりです．

株式会社 ヒューベス

介護クッション「RAKU²」（らくらく）

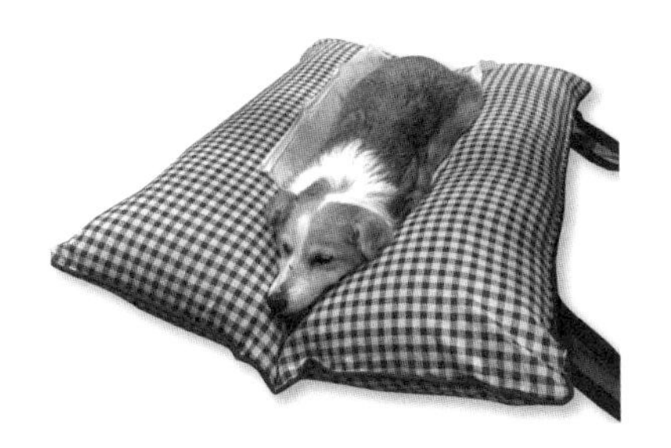

- 獣医さんがペットと飼い主さんの介護生活のために考えたクッション

麻布大学獣医学部臨床診断学研究室・山田一孝教授がふとん屋さんと共同開発したペットと飼い主さんのための介護クッションです．ポイントは，①伏せ姿勢の保持：伏せの姿勢をとることによって、誤嚥防止、水やごはんが食べやすくなります．②寝たまま移動が可能：丈夫なバンドを使用した「持ち手」があることでペットも飼い主さんも移動時の負担が少なくなっています．カバーは家庭で洗濯でき，クッションは防水加工で表面の汚れをシャワーで洗い流せるので清潔かつ快適に過ごすことができます．

株式会社 TAMAX

Ultra Photonic Balancer

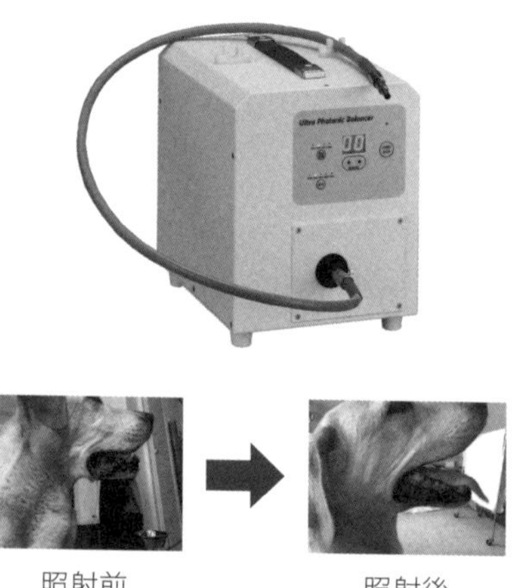

照射前　　　　照射後

● さまざまな光の波長で多様な症例に対応！

キセノンガスを封入した「キセノンランプ」によって「キセノン光」をパルス発光します．およそ180～1000nmまでの幅広い波長の光を一度に発光します．「太陽光」に似ており，紫外線の波長域では「殺菌」，赤外線の波長域では「疼痛緩和」や「抗炎症」などの光の作用が知られていますが，一度の照射で複数の光の作用が期待できるものとして獣医師の先生を中心に利用が進んでいます．ケガや術後の治癒促進，自壊や褥瘡などの修復，かゆみや違和感の抑制，外耳炎や歯肉炎・歯周病など多様な症例における実績が報告されています．照射時間が短く，動物への負担が少ないのも特徴です．

あとがき

獣医版フローチャートシリーズの続編が出ました．予想を超えた大変すばらしい本となりました．執筆者の畦元香月先生の尽力と思っております．畦元先生とは十数年前に知り合い，母校麻布大学の後輩であり，そして偶然にも在籍した時期は違いますが研究室の後輩でもありました．その後，親交を深めて獣医療や色々なことを相談する間柄となりました．

畦元先生は獣医界では数少ない往診もしている獣医師さんです．世界中医薬学会連合会の主催による国際中医師試験に歴代最高得点を獲得され優秀な成績で合格されました．鍼灸や漢方の東洋医学のスペシャリストで，飼い主さんの信頼も厚く，病気の動物に寄り添う診療スタイルが素晴らしい獣医師さんです．

往診は動物病院に連れて行けない飼い主さんの自宅に直接訪問して診療をします．動物病院とは違い，検査や診断機器のない状態で診療をされているので，豊富な経験がないと見落としてしまう可能性もあるので，常に細心の注意を払い診療をしなければいけません．畦元先生が診察している犬猫で，どうしても検査をしなければならない時は，私が勤めている動物病院に紹介していただく場合もありますが，ほとんど検査すると畦元先生の診断通りなので診断力の素晴らしさにいつも感服しています．さらに紹介されてきた飼い主さんは納得されて来院される方がほとんどで畦元先生に対する信頼度や飼い主さんとのコミュニケーションが確実に取れていることが素晴らしいことだと思います．

私も漢方を大学院時代に学びました．大学院時代の指導教授であった新見正則先生に師事し，漢方についてのご指導を仰ぐ機会を得ることができました．そこで得た知識で畦元先生とは動物の漢方治療について良いディスカッションをさせてもらっています．動物業界でも漢方が徐々に浸透しています．漢方による治療で状態が改善した動物をみると漢方の不思議な力に日々驚かされています．

医学でも高いエビデンスがある「フアイア」が，近年獣医療でも広まってきています．症例報告レベルですが，がんが縮小した，投薬することで動物の状態が良くなったとの情報が多々入ってきています．そんな獣医版フアイアの「アニミューン®」が発売されて今後さらに漢方が獣医療に広まることを期待しています．

私は動物の治療は人の治療とは少し違うのかなと思っています．人間は自分の治療を自分で決める人がほとんどだと思いますが，動物は自分で決めることはできません．飼い主が治療を決めるのです．飼い主の死生観により治療の選択が違ってきます．もちろん動物の治療にもエビデンスがあり，獣医のほとんどが間違いではないと思う治療があります．しかし，それが飼い主にとって正解とはならない場合もあります．ほとんどの飼い主は苦しくない治療を望みます．人の治療は多少の副作用が起こっても治療することを優先される方が多いと思います．しかし動物の治療の場合は副作用が容認できない飼い主さんが多く，緩和的な治療を優先させる方が多くいらっしゃいます．それは私も理解できます．もしも私が飼っている動物が根治できない病気であったら苦しくない治療を選択すると思います．

漢方治療は副作用がほぼない治療です．積極的な治療は望まないけれど何か治療をしてあげたいと思う飼い主さんに漢方をすすめてみてはいかがでしょうか．漢方の力を信じて動物に使用すれば驚くような結果がみえてくると思います．

ペットのために素晴らしい本を快く書籍にしてくださる新興医学出版社の林峰子社長にお礼申し上げます．

そしてペットの獣医学専門書の出版に導いてくださった新見正則医院の新見正則先生にお礼申し上げます．

井上　明

INDEX

ツボ

あ

か

さ

ら

漢方薬など

あ

か

さ

[著者紹介]

新見　正則 Masanori Niimi　外科医×免疫学者×漢方医．趣味はトライアスロン

1985年　慶應義塾大学医学部卒業
1993年～1998年　英国オックスフォード大学医学部博士課程留学
移植免疫学でDoctor of Philosophy（Dhil）取得
1998年～帝京大学医学部に勤務
2002年　帝京大学外科准教授
2013年　イグノーベル医学賞受賞
2020年　新見正則医院開院

井上　明 Akira Inoue　専門は臨床腫瘍学（小動物），趣味は飼い猫と遊ぶこと

1997年　麻布大学獣医学部獣医学科卒業
2003年～2015年　麻布大学附属動物病院腫瘍科専科研修医
2007年　日本獣医がん学会　獣医腫瘍科認定医Ⅰ種取得
2017年～2021年　帝京大学医学研究科外科学講座（博士課程）
2022年～　麻布大学小動物内科学研究室共同研究員

畦元　香月 Katsuki Azemoto　専門は鍼灸，リハビリテーション，理学療法，緩和ケア・介護サポート．趣味は愛息子と動物たちと一緒にはしゃぐこと，ヨガ，ストレッチ

2007年　麻布大学獣医学部獣医学科卒業
2007年～　動物病院勤務（常勤・非常勤含む）
2008年～2011年　株式会社AZE
2015年　アニマルリハクリニックかつき開設
2016年　鍼灸アドバンス・コース受講終了
2018年　中医学アドバイザー取得
2020年　国際中医師免許取得
2022年　株式会社ARCかつき設立

©2022　　第1版発行　2022年8月12日

獣医版 フローチャートマッサージ＆漢方薬
飼い主さんもできるペットのツボ
（定価はカバーに表示してあります）

著者 新見正則・井上　明・畦元香月

検印省略

発行者　林　峰子
発行所　株式会社 新興医学出版社
〒113-0033　東京都文京区本郷6丁目26番8号
電話　03(3816)2853　　FAX　03(3816)2895

印刷　三報社印刷株式会社　　ISBN978-4-88002-892-7　　郵便振替　00120-8-191625